医史百图论教育

MEDICAL EDUCATION A History in 100 Images

主　编　［英］Kieran Walsh
主　译　刘　昌
副主译　张月浪　韩　菊

电子工业出版社
Publishing House of Electronics Industry
北京·BEIJING

Medical Education A History in 100 Images 1st Edition / by Kieran Walsh / ISBN: 978-1-4987-5196-4

Copyright© 2016 by Taylor & Francis Group, LLC.
Authorized translation from English language edition published by CRC Press, part of Taylor & Francis Group LLC; All rights reserved. 本书原版由 Taylor & Francis 出版集团旗下，CRC 出版公司出版，并经其授权翻译出版。版权所有，侵权必究。

Publishing House of Electronics Industry is authorized to publish and distribute exclusively the Chinese (Simplified Characters) language edition. This edition is authorized for sale throughout Mainland of China. No part of the publication may be reproduced or distributed by any means, or stored in a database or retrieval system, without the prior written permission of the publisher. 本书中文简体翻译版授权由电子工业出版社有限公司独家出版并仅限在中国大陆地区销售。未经出版者书面许可，不得以任何方式复制或发行本书的任何部分。

Copies of this book sold without a Taylor & Francis sticker on the cover are unauthorized and illegal. 本书封底贴有 Taylor & Francis 公司防伪标签，无标签者不得销售。

版权贸易合同登记号　图字：01-2020-7330

图书在版编目（CIP）数据

医史百图论教育 /（英）基兰・沃尔什（Kieran Walsh）主编；刘昌主译 . —北京：电子工业出版社，2021.1
书名原文：Medical Education A History in 100 Images
ISBN 978-7-121-40285-2

Ⅰ . ①医… Ⅱ . ①基… ②刘… Ⅲ . ①医学教育 – 教育史 – 世界 Ⅳ . ① R-4

中国版本图书馆 CIP 数据核字 (2020) 第 261395 号

责任编辑：王梦华
印　　刷：中国电影出版社印刷厂
装　　订：中国电影出版社印刷厂
出版发行：电子工业出版社
　　　　　北京市海淀区万寿路 173 信箱　　　邮编：100036
开　　本：880×1230　　1/32　　印张：7.25　　字数：145 千字
版　　次：2021 年 1 月第 1 版
印　　次：2021 年 1 月第 1 次印刷
定　　价：65.00 元

凡所购买电子工业出版社图书有缺损问题，请向购买书店调换。若书店售缺，请与本社发行部联系，联系及邮购电话：（010）88254888，88258888。
质量投诉请发邮件至 zlts@phei.com.cn，盗版侵权举报请发邮件到 dbqq@phei.com.cn。
本书咨询联系方式：QQ 375096420。

译者名单

主　译　刘　昌
副主译　张月浪　韩　菊
审　校　师文敏　晏国莉
译　者　（以姓氏笔画排序）
　　　　　　王　子　白　璐　刘司南
　　　　　　余奕津　李晨霞　张瑞瑶

致　谢

感谢伦敦惠康图像公司惠康图书馆，允许我们在本书中使用其收藏的图片。

作者简介

基兰·沃尔什（Kieran Walsh）博士是英国伦敦《英国医学杂志》临床发展研究中心的主任，他负责医学教育、质量改进和循证医学等资源的编辑工作。他在医学教育领域发表了200多篇文章，编著了《医学教育的成本效益》《医学教育引文词典》和《牛津医学教育教科书》3本著作。他曾经是一位医生，专门从事老年病学和神经病学相关的治疗工作。

直观发微，幽思得道
《医史百图论教育》译者序

英国基兰·沃尔什博士编写的《医史百图论教育》，选取医学教育史上百幅图片，鲜明而生动地构成了一幅医学教育的历史长图，直观地记录和映象了医学教育史的演进过程。基兰·沃尔什博士用简明的文字，为读者清晰地诠释了医学教育史上许多令人关注的学术性、伦理性、历史性的医学教育思辨课题。纵观全书，深刻体悟，无论是医学教育者，还是医学从业者，抑或是医学学习者，都能从中得到启迪和教益，更能从这些精辟的论断和富于载道的故事中，感受一种意识乃至精神层面的责任、意趣和荣光。

作为中文版主译，我翻译这本书的初衷是"它山之石，可以攻玉"；更是从医学教育史的视角，以史为鉴，为当下医学人文建设给予一种助力和鼓舞。本书以令人敬仰的经典教育变革事件和典范医学人物，为我们所从事的医学教育事业，给予精神的激励与行动的垂范，以资提振我们的职业操守和从业理念，借以实现医技与医德、科学与人文的和谐统一，相融相长，架构出时代医学和医学教育的新风范。

《医史百图论教育》中，基兰·沃尔什博士用图片和文字相辅相成的方法，以图叙事，以文释图，为我们展开了世界医学教育史相关节点的画面。书中无论从思想引领、医学教育演进，还是从医学伦理、学生的遴选，乃至医疗过程中有关人格尊严、人文关怀等诸多方面，都有着以图像叙事进行的强化性植入架构。

《医史百图论教育》的编撰也颇具哲学性和艺术性。基兰·沃尔什博士在书中选取的许多医学史上的杰出人物,同时还是哲学家、作家、艺术家或是科学家,他们的观点和论述,亦带有哲学的智慧和诗性的语言。这也从另一个侧面告诉我们学科之间的相融与相通,告诉我们医学不是一个孤立单一的医技性学科,它还需要更为广泛的知识作为综合支撑。本书使用大量的雕刻和绘画图片,可以说是用艺术表现来阐释医学教育的变更和教学内容的变迁,更有用漫画的语言来隐喻某些要义。这其中亦不乏借用伦勃朗和许多名家的作品来实现艺术效果与作者目的的印证。本书以画面的递进,给予我们多角度、立体式地了解和掌握医学教育史的方法,这种渗透着哲学、伦理、道德等人文因子的编撰手法,让我们在有如品茗式的阅读中,体味到先贤们的智慧灵光。

《医史百图论教育》中虽然提及了中国和印度等国家及东亚和非洲等地域的医学,甚至也有中国最早的医学典籍——黄帝和岐伯对话形式的《黄帝内经》,但作为主译,我以为在这部意趣浓郁、映射着人文之光的医学教育史著作中,似乎尚有些许遗憾,只因它缺失了一些中华医学教育的内容。当然,我们不能以这样的问题去挑剔这本书,尤其是一本对我们有着诸多借鉴意义的书。

我相信,本书的优点与作用,还得让读者自己去体会。书中涉及的经验与理念,也只有读者在自己的践行中,才会感受到它们的影响力,这也是译者们的初心和期许。

刘昌

序 言

　　医学教育有数千年的悠久历史，也取得了令人赞叹的成就。在此期间，它已逐渐发展成为涵盖世界各地的医药院校、医院和诊疗机构的庞大的教育体系。多年来，医学教育经历了教与学的一系列变化。例如，我们看到医学教育已经从一种主要以说教的模式——学生们被看作是需要用医学知识和临床技能填充的"空容器"，发展成一种更加注重和强调学习者积极参与的模式。我们也看到医学教育的课程设置从旨在培养单独从事医学活动的个人，转变为旨在培养具有医学、伦理和协作能力等一系列知识和技能的行医者。随着记载了最近10年来北美医学教育重大变革的《弗莱克斯纳报告》的发布，医学教育史上的先驱们也重新引起了人们的广泛关注。因此本书的及时出版为广大读者提供了一个良好的机会，使他们得以深入了解数千年间医学教育是如何发展的。

　　从某种意义上说，本书的100幅图片为医学教育的各个方面提供了丰富的视觉描述：包括思想引领者的贡献，医疗设备和临床技术的发展，以及教与学的创新等。同时本书也涉及了一些医学教育发展过程中存在的问题。

　　总的来说，书中的图片强化了医学教育中以男性为主导的观念。虽然现在越来越多的女性进入了医学领域，但这一职业的初始时期几乎完全被男性所主导。正如这些图片所显示的，几乎所有著名的医学教育家及他们的学生都是男性。书中也有一些女性，比如伊丽莎白·加勒特·安德森（图67）和索菲亚·杰克斯·布莱克（图71），她们在对女性进行医学教育方面颇具影响力。与这两位女性及她们的贡献形成对比的是，唯一的一张代表女性形象的图片"斜躺着的蜡质女性解剖模型"（图46），在本质上显得更加消极，它显示了一种奇怪的、耐人寻味的特质，如同约翰·埃弗雷特·米莱的画作"死去的奥菲利亚"一样。

书中的一些图片也显示了医学教育者和患者之间存在着不协调的关系。具体来说，就是在手术、体检或其他医学教育活动中，患者处于很消极的状态。比如，在图39中显示了一群医生和医学生围着一个垂死的患者，图93中病房里一群医务人员站在一个女患者身边，这些都可以作为例证。患者身体的这种消极状态及医疗中的人格物化，正是米歇尔·福柯[1]在他的《医学的注视》一书中表述的概念——人格物化是一个术语，是指医疗中患者身体与其身份特征的非人性化的医学分离。人们可以从古往今来许多医学教育的图片中明显地看到这种情况。

书中"在理发师兼外科医生教室里讲授内脏学的约翰·班斯特"（图26），"作为学徒的理发师兼外科医生安布罗斯·皮埃尔在巴黎一家忙碌的店铺"（图24），都预示着西方现代医学的起源。从这两张图片我们了解到外科手术起源于理发师的工作（一种只有男性参与的技术工作），他们在没有接受任何正规医学教育的情况下进行临床治疗。外科手术最初是一种自学的活动,师傅在理发店的工作中获得手术技能,然后再传授给学徒。这种师徒模式仍然存在于现代医学教育中。令人欣慰的是,以科学和循证为基础的临床医学教育模式在此期间也已蓬勃发展起来。

从书中的许多图片中,我们可以看到戏剧表演的成分。比如在手术室观摩解剖手术的痴迷的医学生们。同时这些图片还明确显示了观察是如何成为学习的关键方法的。

最后,书中几乎所有的图片都是正式的:讲座、考试、典礼的举办和肖像等的摆拍,这一点很有趣。总的来说,这些图片为医学教育提供了一个独特的视角,即医学教育的"前台性"。尽管大量的图片与医学生教育的不同要素有关,但总体而言它们只是提供了一个"有意为之"的历史记录。因此,我们在这些图片中看不到医学教育非正式的、后台的要素,有时这也被称为隐性课程,如学生们私下里的竞技、常规交流和互动等,贝克尔[2]和辛克莱[3]就曾对此进行过描述。

总之,本书用一系列精彩的图片,对医学教育的演变进行了一次引人入胜的历史回顾——从公元前3世纪的中国医学之父神农,到17世纪威廉·哈维演示他的血液循环理论,再到2000年英国切尔西和威斯敏斯特医院训练学生的鹰模拟器。严格来说,这组历史图片抓住了医学教育发展的精髓,同时提供了令人鼓舞和发人深省的文本。

斯科特·里夫斯教授
英国伦敦金斯顿大学和伦敦大学圣乔治学院

参考文献

[1] Foucault M. The Birth of the Clinic: An Archaeology of Medical Perception. London: Penguin, 1973.

[2] Becker H, Geer B, Hughes E, Strauss A. Boys in White: Student Culture in Medical Education. Chicago: University of Chicago Press, 1961.

[3] Sinclair S. Making Doctors: An Institutional Apprenticeship. Oxford: Berg, 1997.

前　言

医学教育很重要。对患者和公众来说，它的重要性在于我们有足够数量的高素质医学专业人员，而这只能通过高质量的医学教育来实现。近30年来，医学教育经历了一个快速变革的时期，但变革并非始于20世纪80年代，也并非始于更早的19世纪80年代。实际上，在医学教育出现之际，这种变革就已经存在。比如，约翰·肖·比林斯在100多年前就致力于推动持续的职业教育发展，在医学界引起了震动；比利时医生、解剖学家韦萨里斯在400多年前就鼓励并倡导学习者在教学中的积极主导作用；中国的黄帝和岐伯在5000多年前就用问答形式来强调学习者的融入感。显然，我们可以从过去学到很多。写这本简短的书的目的是向医学生们介绍医学教育的历史，同时分享我学到的一些经验。

本书篇幅短小，仅以100幅图片不可能对医学教育史进行详尽的描述。我不得不做出选择，而有些图片我最终不得不放弃，因此有些医学教育中的重要人物和创新并没有在本书中提到。尽管如此，我还是希望本书已将许多重要图片收录进来，并对医学教育这一主题做了有益介绍。此外，我也尽我所能选择收录了一些寓教于乐的图片。比如"大厅里应对执业医生资格委员会考官们的苏格兰医生罗德里克·蓝登"（图54），读者可以从中学习到18世纪对执业者的评估方法，但对罗德里克·蓝登参加职业审查时的混乱场景——评审者们如此全神贯注地辩论以至于忽视了被审查者——文字是无法描述的。你可以读到有关专业教育的历史,但是一幅医学生用《奎因解剖学》一书做啤酒杯垫的图片可能会更令读者难忘。本书主要针对那些对医学教育感兴趣的读者。学术型医学教育史学家也可能会对它有兴趣,但它的核心受众是医生、医学教师、医学生和医学教育家。因此,本书很多文章都有意将图片背景与当今医学教育的相关性联系起来。

我很荣幸,在惠康图像公司中找到各种各样、全面的原始影像资料。惠康图像公司为医学教育和医学领域的一代又一代的医学生提供了服务,他们把自己的产品目录放到网上,并将这些丰富的资源免费提供给使用者。5年来我一直在构思这本书,想知道它的可行性。现在惠康图像公司能够让我把这个想法变为现实,对此我深表感激。还有米莉安·沃德女士,特别感谢她花费时间阅读本书并提出宝贵建议。值得特别提及的还有我所在的《英国医学杂志》杂志社的同事爱德华·布里法和凯特琳·托马斯,谢谢他们对我的鼓励和支持。

书中的图片来自惠康图像公司,我为它们配以文字介绍。我很荣幸能从各种渠道阅读医学教育的历史,在这个过程中我也获益颇丰。我尽我所能确保文本中历史细节描述的准确性,如果在准确性上有任何失误之处,我则难辞其咎。

感兴趣的读者会思考:这些图片为什么会被绘制出来?是谁绘制了它们?这些图片对绘制者意味着什么?这些问题有的会有清楚的答案,但大多数情况下不会有。

但可以肯定地说，所有这些图画都是为了某种目的而创作的——比如出于政治或炫耀目的。这些图画不仅仅是对过去人物或事件的直接还原，图画的创作者经常要做出深思熟虑的选择，以特定的方式来描绘事物。在思考创作者为什么会这样做的时候，人们常常可以把过去医学教育的理念与图片本身联系起来。我在解释性附言中尽可能地阐明了这样的思考。然而，富有见解的读者常常会有自己的想法。

本书的完成历经了三个阶段。第一阶段很容易，搜索图片并研究其内容。第二阶段，决定哪些图片将入选一百图，这是比较困难的。对于一些历史人物，有一系列的图片可供选择，我该选哪一幅？最终，我选择了那些体现人物的精髓，或在行为中展示他们特质的图片。因此，托马斯·亨利·赫胥黎（因其对达尔文观点的疯狂辩护而获得"达尔文的斗牛犬"的绰号）在图片中被描绘成直率的形象；而提出了"临床观摩教学模式"的奥斯勒在图片中自然是在病床边。最后一个阶段是把这些图片放在一起，阐释它们的历史背景及与当今医学教育的相关性。按照时间顺序排列照片似乎是最简单、最符合逻辑的。除此之外，我在本书中还兼顾了空间的跨越。许多图片源自欧洲，但也有大量的图片是从北美洲、亚洲、中东地区和非洲精心挑选出来的。在医学教育史上，许多地区都有值得讲述的故事。

当编写工作接近尾声时，人们开始问我，哪张是我最喜欢的图片？这样的问题不可避免。我最喜欢的是"尼古拉斯·杜普教授的解剖课"（图31）。杜普是一位荷兰外科医生,伦勃朗的这幅绘画作品让他家喻户晓。这张图片让人想起了白芝浩对伦勃朗的历史性评价:伦勃朗的艺术就是最好的历史,它把焦点都集中在某些特定的、最优秀的、最伟大的事业上,其余的一切都被留在了阴影中和看不见的地方[1]。

基兰·沃尔什博士

参考文献

[1] Bagehot W, Physics and Politics (1872), Ch. 2, Sect. 2, Twayne Publishers.

目 录

导论 …………………………………………………………… 1
1 阿斯科勒庇俄斯 ………………………………………… 13
2 神农和黄帝站立像 ……………………………………… 15
3 伊姆霍特普 ……………………………………………… 17
4 苏斯拉塔 ………………………………………………… 19
5 希波克拉底 ……………………………………………… 21
6 希波克拉底誓言纸莎草文稿残片 ……………………… 23
7 希腊埃皮达鲁斯城的阿斯科勒庇俄斯神庙（正面）
  …………………………………………………………… 25
8 亚历山大大帝对阿卡马尼亚医生菲利普的信任
  …………………………………………………………… 27
9 埃拉西斯特拉图斯医生的诊断 ………………………… 29
10 奥卢斯·科米利乌斯·塞尔苏斯 ……………………… 31
11 盖 伦 …………………………………………………… 33
12 拉 齐 …………………………………………………… 35
13 阿维森纳的药学课 ……………………………………… 37
14 意大利萨列诺教学医院 ………………………………… 39
15 一边阅读处方一边指导助手的医生 …………………… 41
16 迈蒙尼提斯 ……………………………………………… 43
17 意大利解剖学家蒙迪努斯的第一次解剖 ……………… 45

XV

18	托图拉	47
19	托马斯·利纳克尔	49
20	指着助手拿的烧瓶给学生讲尿检法的医生	51
21	进行中的人体解剖：讲台上的解剖学教授	53
22	站在胸部创伤患者床前的外科医生和两个学生（或患者的亲属）	55
23	药学课：导师指着药瓶讲解，学徒坐在桌后聆听	57
24	作为学徒的理发师兼外科医生安布罗伊斯·巴雷在法国巴黎一家忙碌的店铺	59
25	安德烈·维萨里	61
26	在理发店兼外科医生教室里讲授内脏学的约翰·班斯特	63
27	雷亚多·科隆博的《解剖学》（第十五卷）	65
28	正在指导学徒的医生	67
29	弗朗西斯·培根	69
30	威廉·哈维阐释他的血液循环理论	71
31	尼古拉斯·杜普医生的解剖学课	73
32	意大利帕多瓦大学的梯形解剖教室	75
33	托马斯·布朗尼	77
34	荷兰莱顿大学解剖教室里的解剖课	79
35	尼古拉斯·卡尔佩伯	81
36	授课中的布尔哈夫	83
37	做解剖示范的威廉·切塞尔登	85
38	莫里哀剧作《无病呻吟》中的角色	87

39	围在临终患者周围的医生和医学生们	89
40	一例解剖:六名学生观摩解剖师划开尸体的肚皮露出内脏	91
41	威廉·亨特	93
42	骨骼供应商纳撒尼尔·朗博特的商业名片	95
43	拉马克	97
44	阿斯特利·帕斯顿·库珀	99
45	对助手大喊大叫的医生	101
46	斜躺着的蜡质女性人体解剖模型	103
47	英国伦敦盖氏医院的独裁财务主管本杰明·哈里森	105
48	一名不合格入学者由其父亲引荐给大学官员	107
49	法国巴黎外科学院的解剖学教室	109
50	争论不休的医生和被忽视的患者	111
51	雷奈克	113
52	理查德·布莱特	115
53	围在呕吐患者周围疑惑不解的医生和医学生们	117
54	大厅里应对执业医生资格委员会考官们的苏格兰医生罗德里克·蓝登	119
55	给患者数脉搏的经验欠缺的实习医生	121
56	奥利弗·温德尔·霍姆斯	123
57	克劳德·伯纳德和他的学生们	125

58	抽着烟的医学生,桌上摆着酒杯和《奎因解剖学》 …………………………………… 127

- 59 詹姆士·佩吉特 …………………………………… 129
- 60 正在告诉学生如何正确使用语言进行沟通的医生 …………………………………… 131
- 61 一位在爱尔兰热病流行期间坚持工作的医生的纪念碑 …………………………………… 133
- 62 伊格拉斯·菲利普·赛麦尔威斯 …………………… 135
- 63 托马斯·亨利·赫胥黎 …………………………… 137
- 64 约瑟夫·李斯特和他的住院外科医生及助手们 …………………………………… 139
- 65 一位坐在桌边研读书籍的穿海军制服的医生 …………………………………… 141
- 66 厄内斯特·哈特的"八度音阶" …………………… 143
- 67 伊丽莎白·加勒特·安德森 …………………………… 145
- 68 托马斯·克利福德·奥尔巴特 …………………………… 147
- 69 约翰·肖·比林斯 …………………………………… 149
- 70 在法国巴黎主宫医院上课的迪乌拉福和他的学生及助手们 …………………………………… 151
- 71 索菲亚·杰克斯·布莱克 …………………………… 153
- 72 一个抽着烟表现出散漫态度的纨绔医学生 …… 155
- 73 在澳大利亚圣詹姆士医院的会议上做报告的罗伯特·科奇 …………………………………… 157
- 74 一位穿着凌乱手术服的医学生的背视图 ……… 159

75	在英国爱丁堡的一个学位授予仪式上接受学位的医生们	161
76	威廉·奥斯勒	163
77	威廉·亨利·韦尔契	165
78	威廉·斯图尔特·霍尔斯特德	167
79	英国特拉法加广场的英国皇家医学院哈维大讲坛	169
80	生病的医生拒绝妻子请另一位医生	171
81	查尔斯·贺拉斯·梅奥	173
82	谢瓦利·杰克逊	175
83	哈维·威廉姆斯·库欣	177
84	弗莱克斯纳报告	179
85	萨马哈巫医或萨满与他的助手们	181
86	维多利亚女王亲临其奠基的医学院内外科考试大厅	183
87	乔治·纽曼	185
88	约翰霍普金斯医院的八角形病房	187
89	教授让医学生说出对一个特定病例的预后判断	189
90	圣玛利亚医学院的学员们在表演戏剧《新男孩》	191
91	医学生通过投影屏幕观摩手术	193
92	阿尔伯特港海员医院(海员医院协会)的伦敦热带病医学院实验室	195

93 围在女患者床边的医务人员 …………… 197
94 一群资深医生在检查一个医学生的临床态度
　　………………………………………… 199
95 军官的毒气防护课 …………………… 201
96 集体听诊的床旁示教 ………………… 203
97 医生或医学生们用多管听诊器听诊自己的心音
　　………………………………………… 205
98 哈佛医学院 …………………………… 207
99 在盟军解放的贝尔森集中营工作的威斯敏斯特
　　医院的医学生们 …………………… 209
100 英国伦敦切尔西和威斯敏斯特医院训练麻醉
　　专业学生的鹰模拟器 ……………… 211

导　论

是什么推动着历史？是政治还是政策？是经济学还是流行病学？是工业还是思想？或者仅仅是人？波兰记者、作家雷沙德·卡普钦斯基在他的《生命中的另一天》一书中讲述了安哥拉内战的故事。在战争的转折期，一个派系安哥拉人民解放运动派控制了首都，反对派控制了其周围的乡村。卡普钦斯基描述了安哥拉人民解放运动派所倚重的两个人：一名驾驶着他们仅有的一架飞机的飞行员和一名给城市供水的工程师。如果他们中的任何一个被杀死，战争就结束了。这仅仅是个体对事件有着巨大影响的一个例子，就像作家克里斯托弗·德·贝莱格在其书中写道："历史的必然性不过如此"[1]。

同样，医学和医学教育的历史也是人的历史。伟大的思想、发展和理论赫然涌现，但是伟大的个体却凌驾于这所有之上。无法想象没有威廉·奥斯勒的临床诊断法的教育史，以及没有亚伯拉罕·弗莱克斯纳的课程改革史。事实上，约翰霍普金斯医院的四巨头（威廉·奥斯勒、威廉·韦尔契、威廉·霍尔斯特德和霍华德·阿特伍德·凯利）主导了20世纪大部分时期的医学教育。当然，这种逻辑反过来说也成立——布尔哈弗不能也不应该从荷兰黄金时代的历史背景中脱离出来。如果不提及19世纪的医学变革，对克劳德·伯纳德也无法进行描述。因此，医学的历史首先是人的历史，是人类面临诸多挑战并在克服这些挑战中拓展思路的历史。

21世纪初期注定是医学教育变革和挑战的时期。来自多个渊源的多重力量正将医学和医学教育推向不同的发展方向。老龄人口中多种疾病共存的现状意味着我们需要不同于过去的、各种类型的医疗专业人员。慢性病患者比以往任何时候都更了解自己的健康状况，并想要成为自己疾病管理的参与者，这种状况也改变了卫生保健专业人员在疾病管理中的作用。同时提高医疗质量、确保患者的安全、控制治疗成本等需求意味着卫生保健专业人员须拥有不同于以往的技能。如今的我们处于一个知识和技术爆炸的时代，科学知识比以往任何时候都丰富，这使得个体不可能掌握医学所涵盖的全部内容。同时，先进的技术意味着任何人都有获取这些知识的方法和途径——医学图书馆现在对所有人开放。

医疗变革潮流预示着医学教育的改革。医学教育变化能跟上飞速发展的时代要求吗？还是它仍然禁锢于20世纪形成的模式中？较之三级医疗，医学教育现在是否应该给予初级医疗更多的关注？现在的医学教育是落在实处还是脱离现实？它是跨学科的还是专业化的？最重要的是，医学教育是否与医疗保健劳动力和人口需求相一致？如果不是，那就说明：我们花费了时间、资金和资源，却没能培养出公众所需要的卫生保健专业人员。医疗劳动力的技能和人口的需求之间需要保持一致，而现代医学教育要确保这种一致性[2]。

要实现这一切，医学教育将不得不改变。怎样改变的决策该如何制定？是否应该尝试不同的教育方法，从而发现什么是最有效的方法？是否应该关注大数据，并对这些数据进行大规模、长期、真实的研究？是否应该进行更多的定性研究来找出不同的教育干预措施所产生的效果？可能需要做很多诸如此类的事情，但是所有形式的研究都应该先回顾一下前人所做过的事情。现在我们将这一过程称为系统性回顾，它由来已久，牛顿称之为"站在巨人的肩膀上"。现代医学教育工作者源于"空白认识论"的诱惑——认为我们今天所面临的问题和过去的如此不同，因而回顾过去是没有意义的。这种诱惑应该受到抵制。毋庸置疑，我们可以从过去吸取经验和教训，找到过去的问题与我们今天的问题产生的共性。例如，英国医生托马斯·克利福德·奥尔巴特在100多年前就担心课程的超负荷问题[3]。今天的医学教育领导者可以向过去的领导者学习，从过去的领导者身上借鉴到良好的医学教育方法。

因为医学教育的历史并没有明确的起点，所以这本书就从史前开始。第一张图是阿斯科勒庇俄斯，他是古希腊的医疗和康复之神。希腊有诸多的神——从美神阿芙罗狄蒂到天神宙斯——以及许多的巨人、英雄、国王和神化的凡人。医学的重要性足以确保它的神性，其神性以各种不同的方式追溯到远古，有正面的也有负面的。患者总是想要医生如神明般聪明、高尚和坚强，就像阿斯科勒庇俄斯那样。但是在现代，人们不再需要医生具有无懈可击、全知全能的特权。但是,医生神明化的现象依然持续存在。在我为本书做研究的过程中发现,被授予"鼻祖"头衔的医学教育家的数量令人吃惊。医学之父,儿科之父,产科之父……这一名单还在继续添加。事实上,许多人都在为"手术之父"的头衔竞争,这些人包括苏斯拉他、盖伊·德·乔利亚克、安布罗斯·帕雷和约瑟夫·李斯特等。这种竞争对医学和医学教育有什么影响呢?批评人士认为,这是家长主义思想和优越感的表现,抑或是找寻一种感觉,即患者或学习者可以被像孩子一样对待。

不管怎样,拥有阿斯科勒庇俄斯的一个毋庸置疑的好处是,它赋予医生一个可以对之宣誓的神。因此,便有了《希波克拉底誓言》:"医神阿波罗、阿斯科勒庇俄斯、希吉亚和帕那刻亚,及天地诸神作证,鄙人敬谨宣誓,愿以自身能力和判断力所及,遵守此约"[4]。希腊人对医学和医学教育有强大的影响力,这离不开希波克拉底的引领作用。他写了很多医学教育的文章:"医学教学就如同对地球上作物的培育一样。因为我们的本性像土壤,老师的教义像种子,对青少年的教诲就好像在适当的季节种下种子,教学场所就像由空气传授给蔬菜的养料,勤奋的学习就像田野的耕种,这是给予万物力量并使之成熟的时候"[5]。希波克拉底明确指出,医学教育必须贯穿在医生的整个职业生涯中,而这种教育并不能被经验所替代:"我们把所有这些要求都带到医学学习中,并获得了真正的知识。正因如此,我们穿梭于城市间，成为受人尊敬的医生，不仅是名义上的，而且是实至名归的。但无论是在观念上还是现实中，缺乏经验对拥有它的人来说都是不良的财富和不佳的资本，会引起缺乏自力更生和精神上的满足，也是造成胆怯和自大的根源。胆怯暴露了对能力的渴望，而自大则显示了技能的缺乏"[5]。中国、埃及和印度的医学教育也与西方传统医学教育并行发展，这些国家都对医学教育的早期发展有着举足轻重的影响。

古人对医学教育有着长远的影响，事实上，有些人甚至认为这种影响持续得太久。先贤们的许多想法，无论对与错，在几个世纪里从未被挑战。然而，挑战最终还是到来了，它始于文艺复兴时期。托马斯·里纳克尔带着全新的思想从意大利回到英国伦敦后，对英国的医学教育进行了变革。他的影响至今仍在他所创立的英国皇家医学院的同行中延续。

实验方法也对医学和医学教育产生了革命性的影响。法国的军医（理发师兼外科医生）安布罗伊斯·巴雷就是这种方法的早期支持者之一，他将不同治疗组的治疗方法进行了比较。新的研究人员开始推翻古代学者的观点，例如，比利时医生、解剖学家维萨里推翻了古罗马医生盖伦的一些学说。新的思想一旦开始就不可能终止。仅过了不到一代人的时间，维萨里的思想就受到了意大利外科医生雷亚多·科隆博的挑战。医学和医学教育也进入了一个日新月异的阶段。

17、18世纪时期，知识得以迅速发展。威廉·哈维在他的著作《动物的心脏和血液的运动》中提出了富有创新性的医学思想。哈维不仅仅是一名研究人员,还是一位热心的教育家,他不知疲倦地传播他的各种新发现。在同一时期,荷兰医生布尔哈夫为医学教育注入了另一股伟大的力量。根据霍尔的说法,"作为一名病床旁教学的大师,布尔哈夫可以被视为现代医学教育的创始人"[6]。布尔哈夫在荷兰莱顿大学有很高的声望,学校需要提供更多的地方来容纳慕名而来的学生,而且这些地方还必须提前预订。世界各地的学习者慕名前来,这种医学朝圣的传统持续至今。他的许多学生学成后回国,从旧世界的爱尔兰到新世界的费城,他们或是在世界各地创建了医学院,或是成为当地医学教育领域的领航人。布尔哈夫做的原创性研究很少,他之所以被人们铭记,很大程度上是由于他开展的各种教学活动。当医学院试图在教学和研究活动之间重新寻求平衡的时候,他仍被视为是以教学为医学院校核心内容的典范。

19世纪是改革的时期,改革者们热衷于改进科学、医学和医学教育。奥利弗·温德尔·霍姆斯是一位美国医生、教育家和作家。与其他19世纪的改革者一样,他意识到卫生条件差会造成感染,他积极利用医学教育来传播这一领域的新知识。匈牙利医生伊格拉斯·菲利普·赛麦尔威斯发现消毒程序可以显著减少产褥热,并挽救产妇的生命。但他的发现遭到了医疗机构的拒绝,而他也于1865年在一家精神病院去世。然而到了19世纪末,这些所谓的异端邪说被证明是科学事实。约瑟夫·李斯特将消毒手术引入了英国，他对这些思想的捍卫使得它们成为医学领域的主流思想。

19世纪的改革导致了20世纪的革命。威廉·奥斯勒和亚伯拉罕·弗莱克斯纳都是20世纪医学教育的巨人，他们的思想对医学教育的传播有着巨大的影响。奥斯勒引入了本科生临床实习的概念——高年级医学生在病房里记录病史、进行查体和随访患者。他还创立了住院医师制。亚伯拉罕·弗莱克斯纳是一位美国教育家，他最著名的成就是《弗莱克斯纳报告》。这份报告对美国医学院校的医学教育提出了中肯有效的建议。该报告通过对入学者从严要求，并坚持医生应该接受科学规范化的培训，以及学校确保教研结合，对医学院校的教育标准提出了更高的要求。为了达成统一，弗莱克斯纳把奥斯勒的约翰霍普金斯医院作为医疗教育机构追求的理想目标。

在这个简短的介绍中，我们不可能触及医学教育的所有历史内容。通过探讨各种主题可以洞察到一些新的视角。医学教育史上的一个重要主题是女性医生的培养教育，多年以来人们都把它的缺失作为探讨的主题。直到近代，女性一直被剥夺作为医生培训的机会。不过，从古文献中意外发现一个人物——托图拉。据相关记载，托图拉是一位意大利女妇科医生，而且是萨列诺医学院的教育工作者，但她究竟是一个历史人物还是一个神话人物仍不确定。但是伟大的伊丽莎白·加勒特·安德森的存在及她所创造的历史功绩是毋庸置疑的。加勒特·安德森是英国第一位获得医师资格的女性，她谱写了关于女性决心、抗争及挑战医学权威并最终取得胜利的故事。除了成为英国第一位女医生外，她还是英国医学协会的第一位女性成员。由于该协会在继她之后阻止其他女性的加入，她就成为该协会19年中唯一的女性成员。如今，英国医学院的大部分学生都是女性。

在医学教育的任何著作中，评估和考试都是至关重要的。这本书也不例外。评估之所以成为医学教育中的主导主题，主要是因为它对学习的影响。医学生和研究生都知道必须通过考试才能晋级，所以他们会花时间学习以便通过这些考试。如果考试考查的是对科学知识的记忆，学习者会针对此进行复习。如果考查的是不常见或不常用的医学知识，学习者也同样需要关注。不幸的是，在过去，考试往往会测试这些罕见的知识。因此书中许多图片都显示应试者被考官羞辱、折磨或忽视，其中一些就发生在近代，希望这些图片能够提醒我们改进和完善医学教育的评估方法。

贯穿全书的第三个主题是技术，包括图像模拟、音频设备和视频图像。书中许多图片在展示技术的同时更展示了人与技术的关系。一直以来，技术都是医学教育的一部分，然而，只有在教育推动技术而不是技术推动教育时，才是最佳的教育形态。遗憾的是医学教育中的技术并不总是这样的。新的技术总是希望能够彻底改变医学课程，却仅在几年后就以失败告终，这样的例子不胜枚举。比如20世纪30年代的胶片技术，20世纪60

年代的电视，20世纪90年代的电脑都是如此[7]。对创新的不断探索必须与对创新成果和创新能力的现实评估相平衡。

本书中图片的类型也不尽相同，常见的是人物肖像。画像的目的不只是简单地展示一个人的真实表象，往往还可以表现出一个人的性格或情绪。肖像的摄影和绘画都是如此。肖像通常是摆好姿势，人物直接注视着相机或画家。本书中的人物肖像画也是如此，其中很多都是医学教育史中常见的人物。画像中的人物或严肃或沉稳，都穿着正式或学术的服装。一些人表情和善，但大多数人都表现得一本正经。关于医学教育和医学教育的领导力，这些图片传达了怎样的信息呢？给我的感觉是，它们显示医学教育是一种正式的、孤独的、严肃的事业。然而，这一概念与我们所知的最有效的医学教育方式正好相反——就是那些非正式的、有趣的、群组之间的互动活动。

另一种常见的图片类型是漫画。漫画的目的是为了娱乐，或是为了表明一种观点，抑或是两者兼顾。漫画表现的可以是对画中人物的赞美，但更常见的是对其的批评；这种批评可能是温和的嘲讽，也有可能是残酷的伤害。这种漫画通常不太关注外表，更多的是关注画中人物的个性。本书中的大多数讽刺漫画都是温和的，但它们同样具有发人深省的洞察力。例如，奥利弗·温德尔·霍姆斯被描绘成一个和蔼可亲的怪人，充满学究气息而又平易近人。这些都是我们在现代医学教育者身上很乐意看到的特征。

有些图片类型是雕像。为什么医学教育史上的众多人物会被塑成雕像？雕像在史前是用来纪念著名的、富有影响力的人或神的。那些雕刻医学教育人物的工匠是打算把这些人物塑造成超人的形象吗？这当然是有可能的。不过，另一个可能因素就是人物阐释的复杂性。我们倾向于把雕像看作是刻板而严肃的人物，就像一块坚硬的石头。但最近的研究表明，古代雕像最初的颜色是鲜亮的。这进而改变了我们对雕像的认知，也改变了我们过去对雕像的看法。

本书图片所展示的人物被描绘成神灵和偶像，有时甚至是超自然物。但事实上，他们中的大多数只是那些对医学有深远影响力的凡人。当我们展望医学和医学教育的未来时，我们应该铭记他们，并沿着他们的足迹继续前行。

参考文献

[1] de Bellaigue C. Introduction. ln: Kapuscinski R, Shah of Shahs. Penguin Classics, London, 2006.

[2] Frenk J, Chen L, Bhutta ZA, Cohen J, Crisp N, Evans T, Fineberg H et al. Health professionals for a new century: Transforming education to strengthen health systerms in an interdependent world. Lancet 2010;376(9756):1923-1958.

[3] Allbutt TC. An Address on medical education in London: Delivered at King's College Hospital on October 3rd, 1905, at the Opening of the Medical Session. BMJ 1905;2:913.

[4] Copland J. The Hippocratic Oath. The London Medical Repository

1825;23(135):258. http://en.wikipedia.org/wiki/Hippocratic_Oath (accessed 1 May 2015).
[5] Hippocrates. The law of Hippocrates. 2004. http://www.gutenberg.org/cache/epub/5694/pg5694.html (accessed 1 May 2015).
[6] Hull G. The influence of Herman Boerhaave. J R Soc Med 1997;90:512-514.
[7] Walsh K. When innovation was young. Med Educ 2015;49(3):341-342.

拓展阅读

Anderson J, Barnes E, Shackleton E. The Art of Medicine: Over 2,000 Years of Images and Imagination. University of Chicago Press: Chicago, IL, 2012.

Fox DM, Lawrence C. Photographing Medicine: Images and Power in Britain and America since 1840. Greenwood Press: New York, 1988.

Porter R. The Cambridge Illustrated History of Medicine. Cambridge University Press: Cambridge, UK, 2001.

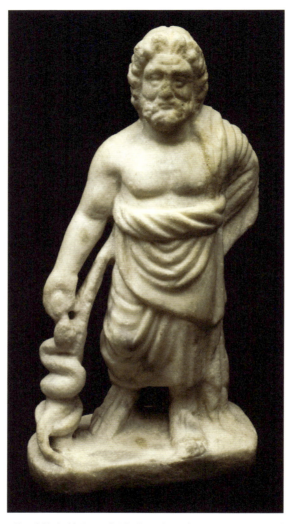

图 1 阿斯科勒庇俄斯是古希腊医疗和康复之神。相传他在供奉他的寺庙里治愈了睡眠中的患者,这就是所谓的潜意识疗法的雏形。在神话中,阿斯科勒庇俄斯拥有起死回生的能力。图中雕像1931年购于土耳其伊斯坦布尔,雕刻者不祥(收藏于英国伦敦科学博物馆;惠康影像公司提供[1])

1 阿斯科勒庇俄斯

　　阿斯科勒庇俄斯是古希腊医疗和康复之神,他在医学方面曾受到半人马基龙的教导。相传他在供奉他的寺庙里治愈了睡眠中的患者,这就是所谓的潜意识疗法的雏形。阿斯科勒庇俄斯具有起死回生的能力。某些版本的神话说这种能力导致了人口过剩,所以他被杀了。有的版本说他在复活希波吕托斯时,因收受黄金作为报酬而被处死。还有版本说因为冥神哈迪斯担心没有更多的亡灵进入他的地狱,要求宙斯杀死了阿斯科勒庇俄斯。

　　阿斯科勒庇俄斯有五个女儿:卫生女神希吉亚,康复之神伊阿索、治愈之神阿克索、美丽女神阿格莱亚、万能治愈女神帕那刻亚。为了强调阿斯科勒庇俄斯的重要性,希波克拉底誓言开始是这样的:"医神阿波罗、阿斯科勒庇俄斯、希吉亚和帕那刻亚,及天地诸神作证,我——希波克拉底发誓:……"

　　这尊大理石雕像将阿斯科勒庇俄斯塑造成一个睿智、强壮、善良的老者形象。盘绕着蛇的"阿斯科勒庇俄斯之杖"如今已成为医学的标志。该雕像1931年购于土耳其伊斯坦布尔,雕刻者不详。

注释

[1] Copyrighted work available under Creative Commons Attribution only licence CC BY 4.0, http://creativecommons.org/licenses/by/4.0.

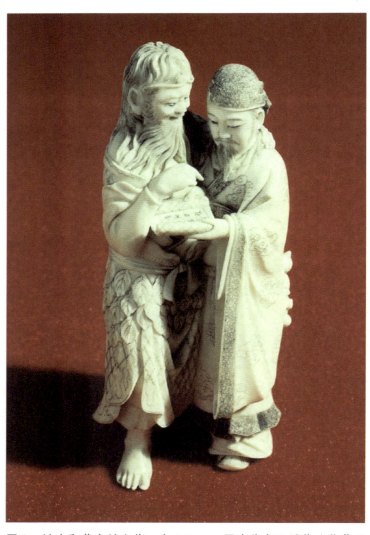

图 2　神农和黄帝站立像,高 7.5cm。图中为象牙雕像(收藏于惠康图书馆[1])

2 神农和黄帝站立像

神农（公元前3000年）被认为是中国医学之父。黄帝（公元前3000年）与岐伯合著了《黄帝内经》。这本书最有趣的是它的医术传授形式：黄帝提出一系列问题，由专家们回答，这是一种延续至今的医学学习方式。乔治·布朗[2]强调："提出问题是医学教学中应用最广泛的技能之一"。《黄帝内经》中对黄帝问题的回答详尽细致，让我们对当时的医学有了全面的了解。有趣的是，书中一些问题的答案更符合中国当时的哲学思想，而不是所谓的解剖学事实，这一趋势在古往今来的医学教育中随处可见。另外值得注意的一点是，当时的医生们被要求谨记：会诊之前医生本人必须保持良好的健康状态，因为他们要根据自己的呼吸频率测量患者的脉搏，而脉搏在诊断中是至关重要的。

在这尊象牙雕像中，神农和黄帝手中拿着一幅卷轴，也许正是《黄帝内经》。

注释

[1] Copyrighted work available under Creative Commons Attribution only licence CC BY 2.0, see http://creativecommons.org/licenses/by/2.0/.
[2] Brown G. Self assessment. Med Teach, 1983, 5(1):27-29.

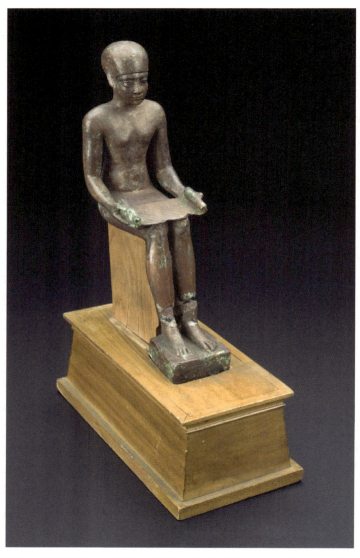

图3 伊姆霍特普。地点:埃及。制作时间:公元前600—公元30 年。编号:L005737(收藏于英国伦敦科学博物馆,惠康影像公司提供[1])

3 伊姆霍特普

伊姆霍特普（约公元前 2650—公元前 2600 年），是一位埃及医生、牧师，是被神化了的凡人。伊姆霍特普通常被认为是《埃德温·史密斯文稿》的作者，该文稿详细描述了解剖和病理观察的结果。文稿因商人埃德温·史密斯第一个购买而得名。文稿的描述是基于案例的，伊姆霍特普是这种教学方法最早的倡导者。基于案例的学习方式在当今医学专业教育中无处不在。

所谓的基于案例的学习方式到底是什么意思呢？以下的解释有助于我们进一步理解："基础的、社会的、临床的科学研究与病例有关，与健康和非健康的临床表现相结合，因此，将学生的学习与真实生活的情形相联系"[2]。毫无疑问，案例学习在学习者中很受欢迎，教师们也热衷于使用这种方法。案例学习增强了学习者们学习的主动性和合理解决临床问题的能力。伊姆霍特普或许会赞同对他的方法所做的这种回顾性的解释。

然而，伊姆霍特普的教导并不都是严肃刻板的。"吃喝玩乐，及时行乐，因为明天我们都将死去"的说法虽有许多来源，但也许最早源于伊姆霍特普[3]。

这张图片展示了伊姆霍特普的典型姿态——正在仔细研读一张文稿。

注释

[1] Copyrighted work available under Creative Commons Attribution only licence CC BY 4.0, http://creaLivecomrnons.org/licenses/by/4.0/.
[2] Thistlethwaite JE, Davies D, Ekeocha S, Kidd JM, MacDougall C, Matthews P, Purkis J, Clay D. The effectiveness of case-based learning in health professional education. A BEME systematic review: BEME Guide No. 23. Med Teach 2012;34(6):e421-e444.
[3] http://www.expenenceproject.corn/stories/Love-lnspirational-Quotes/618984(accessed 10 March 2014).

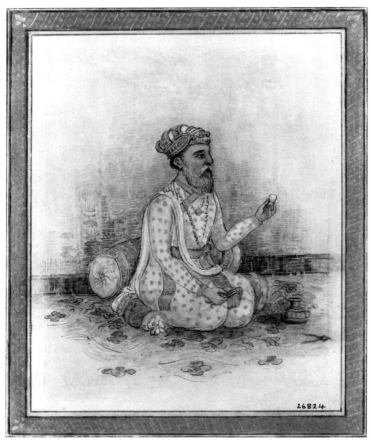

图 4 苏斯拉塔的水彩画肖像,绘制者:所罗门(收藏于惠康图书馆[11])

4 苏斯拉塔

苏斯拉塔是一位印度医生兼作家，大约生活在公元前6世纪，人们对其生平知之甚少。他可能是医学与外科学综合教材《妙闻集》的作者。《妙闻集》以内容广泛著称，它记载了各种传染病和非传染性疾病，包括糖尿病、肥胖、心脏病、高血压和麻风等。最特别的是"整形外科"一章，其中提到了不同皮瓣的用途，以及修复受伤鼻子的基本方法。

《妙闻集》一书还谈到如何学习医学，提出系统化的学习方法，并强调良好学习习惯的重要性："完美的学生专注于老师的指导，坚持自己的学业，摒弃懒惰和嗜睡的毛病，最终就会学有所成"[2]。

这幅水彩画清晰地描绘了苏斯拉塔的形象，但画中他在展示什么呢？他左手举的是一个水果还是一块石头？右手拿的好像是一个仪器，其顶部似鸟头形状。

注释

[1] Copyrighted work available under Creative Commons Attribution only licence CC BY 2.0, see http://creativecommons.org/licenses/by/2.0/.

[2] Sushruta Samhita, 'Sutrasthanam', CH. 1, see https://archive.org/stream/ englishtranslati00susruoft/englishtranslati00susruoft_djvu.txt (accessed 8 March 2016)

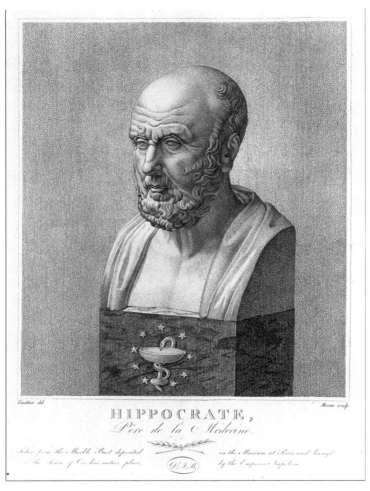

图5 希波克拉底大理石半身雕塑像。雕刻者:梅库;仿制者:沃泽尔。仿制的卢浮宫雕塑。图书馆编号:伯吉斯,肖像,1403.5(收藏于惠康图书馆[1])

5 希波克拉底

希波克拉底（公元前460—公元前370年），是一位希腊医生和学者。他生于希腊科斯岛，除此之外他的生平鲜为人知。人们称他为医学之父。他是第一个描述了众多疾病的人，也是第一个为医生制定了一系列道德行为标准的人。他认识到医学实践需要大量的学习，即使终其一生也学无止境，他认为"生命短暂，技艺长久"[2]。虽然希波克拉底的许多思想和理论后来都被证明是错误的，但他是第一个破除"疾病是神的惩罚"谬论的人，他相信疾病是一种自然现象。他是第一个描述许多疾病及其症状的人，从杵状指到脓胸。他把疾病分为急性和慢性，并描述了许多疾病从发病到康复的自然进程。

希波克拉底是一位心地善良的医生。他建议将休息、抚慰、保健和偶尔的药物治疗相结合。他认为医学的目的是帮助生命体运用自然的治愈能力并避免伤害。

这尊半身像是希波克拉底的典型形象——一个经验丰富和睿智的老人。

注释

[1] Copyrighted work available under Creative Commons Attribution only licence CC BY 2.0, see Hctp://creativecommons.org/licenses/by/2.0/.
[2] http://www.brainyquote.com/quotes/authors/H/Hippocrates.html (accessed 10 March 2014).

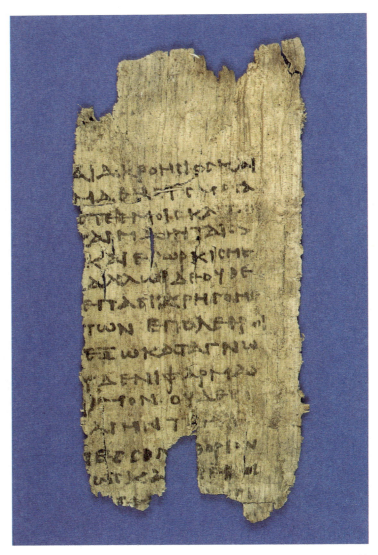

图 6 希波克拉底誓言纸莎草文稿残片,左页显示誓言。图书馆参考编号:外部参考俄克喜林库斯纸莎草第 2547 号(收藏于惠康图书馆[11])

6 希波克拉底誓言纸莎草文稿残片

希波克拉底誓言是医生宣誓的誓词,宣誓的医生承诺要按照高道德和职业标准行医。他们还承诺尊重那些教导过他们的人,并将医学教育传授给他们老师的儿子,他们自己的儿子,以及其他宣誓了的人们。誓言还强调了安全医疗实践的重要性:我会凭借自己的能力和判断为患者进行最佳治疗,绝不伤害任何人。在宣誓时,医生承诺不侵犯其他从业者的专业领域,如外科医生等。医生也承诺保守机密,不误导或利用患者。具有讽刺意味的是,尽管誓言与希波克拉底的名字有着千丝万缕的联系,但是实际上并不能确定希波克拉底是否真的写了这一誓言,誓言也可能是他死后才出现的。

虽然誓言在今天很少被使用,但它却激发了人们尝试制定良好实践规范的意图,如英国医疗总会颁布的《英国医生规范医疗实践指南》。

这张残缺的纸莎草文稿是誓言的片段。

注释

[1] Copyrighted work available under Creative Commons Attribution only licence CC BY 2.0, see http://creativecommons.org/licenses/by/2.0 .

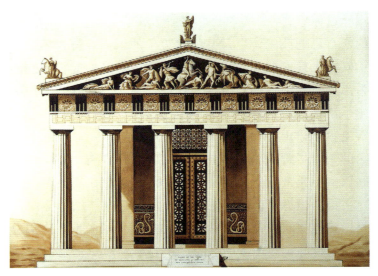

图 7 希腊埃皮达鲁斯城的阿斯科勒庇俄斯神庙(正面)水彩画。来源:埃皮达鲁斯。作者:阿尔方斯·德法塞和亨利·莱查特。出版:巴黎图书馆 1895 重新印刷。 图书馆参考编号: Ⅲ(收藏于惠康图书馆[11])

7 希腊埃皮达鲁斯城的阿斯科勒庇俄斯神庙（正面）

希腊埃皮达鲁斯城的阿斯科勒庇俄斯神庙建于公元前4世纪。阿斯科勒庇俄斯是希腊医疗和康复之神。如今阿斯科勒庇俄斯神庙只有地基得以保留。医学、医学教育和宗教之间的联系长达数个世纪。根据肯尼思·希尔的说法，"历史上，从远古开始，医生的培训就和文化联系在一起，特别是与宗教文化密切相关。因此，可治疗身心疾病的巫医和古代可接近健康之神的牧师倾向于强调医学是一门艺术或神学，而不是纯粹技术的应用"[2]。疾病的首选治疗往往是宗教祈祷、舞蹈或仪式。宗教巫师使用魔法治疗。历经数千年，医学已经发展成为一门科学，并逐渐摆脱了宗教的束缚。不过，宗教残余仍然存在。拉丁语对宗教语言和医学语言的影响依旧深远。"院长"这个称谓可以用来称呼在教会或医学教育中的权威人士。

这张图片展示了重建的神庙。然而，原来的神庙对医学教育相关建筑物的建造理念有着长远的影响。这种影响可以在本书的其他图片中看到，例如美国哈佛医学院的"大白四方院"（图98）和法国巴黎外科学院的建筑（图49）。

注释

[1] Copyrighted work available under Creative Commons Attribution only licence CC BY 4.0, http://creativecommons.org/licenses/by/4.0/.

[2] Hill KR. Some reflections on medical education and teaching in the developing countries BMJ 1962:2:585.

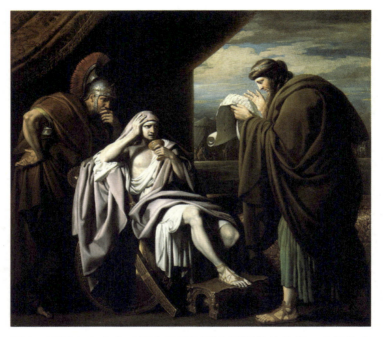

图 8　亚历山大大帝对阿卡马尼亚医生菲利普的信任。本图为本杰明·韦斯特的油画（收藏于惠康图书馆[11]）

8 亚历山大大帝对阿卡马尼亚医生菲利普的信任

阿卡马尼亚医生菲利普是亚历山大大帝的医生。公元前333年，亚历山大大帝曾被警告会被毒杀，然而他却喝了菲利普医生为他准备的退烧药。亚历山大大帝很快就康复了。在这个画面中，亚历山大大帝即将喝药，但他的目光却注视着菲利普医生。这幅画由美国的历史场景画家本杰明·韦斯特绘制。

几年后，当亚历山大大帝声称"我将在太多医生的救助下死去"时，并不确定菲利普医生是否在场。这一著名的遗言似乎囊括了那些看过许多医生但病情却并没有好转的患者的质问。医生与医生之间，医生与其他医疗团队成员之间，以及医生与患者之间的沟通是解决这一难题的关键。沟通技巧教学已成为现代医学教育课程的一部分，但问题依然存在。近代的观点认为沟通技巧的培训不应该与其他课程分开，而应该是所有课程中不可分割的一部分。因此，学生应该学习将沟通技巧与临床技能相结合，并在实际操作中践行这两种技能。

然而，在这幅图画中菲利普医生的沟通技巧是应该受到质疑的。他正在读一卷书，并且极力避免与他的患者进行目光接触。

注释

[1] Copyrighted work available under Creative Commons Attribution only licence CC BY 2.0, see http://creativecommons.org/licenses/by/2.0

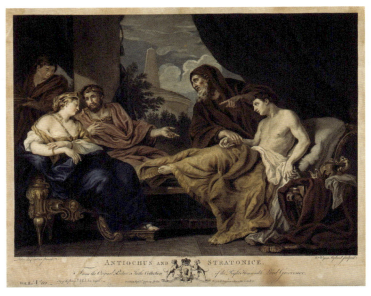

图 9 埃拉西斯特拉图斯医生的诊断,彩色版画。医生观察到每当安帝奥克古(西留库斯一世之子)看到他的继母斯瑞尔德娜爱斯时,脉搏就会加快,因此断定安帝奥克古的病是对他继母斯瑞尔德娜爱斯的痴情造成的。1772 年由赖兰创作、彼得罗·达·科尔托纳命名。出版:约翰·博伊戴尔,1772 年 9 月(收藏于惠康图书馆[11])

9 埃拉西斯特拉图斯医生的诊断

埃拉西斯特拉图斯（公元前304—公元前250年）是一位希腊医生和解剖学家。他在埃及亚历山大建立了一所医学院。他是第一个描述心脏瓣膜的人，并认识到心脏就像个泵。他对学习也有自己的感悟。根据埃拉西斯特拉图斯的观点，"不习惯学习的人学习得很少，学得也慢；那些习惯学习的人学得更多，学得也更容易"[2]。

在现代医学院校，这个概念被解释为学习如何学习。在医学教育领域可持续发展培训课程如火如荼的今天，有一种叫为学好课程而进行补充性学习的争论。毫无疑问，有些学习能力差的学生也会进入医学院，一般来说，他们进入医学院前具备的技能不再能够帮助他们驾驭复杂的多元化课程。死记硬背根本行不通，学生必须学会如何诠释数据、整合知识，必须掌握如何将学术理念应用于实践的技能。

在这个画面中，埃拉西斯特拉图斯展示了终身学习的益处。他以前不可能见过像安帝奥克古这样的病例，但很快就断定安帝奥克古患的是相思病。他之所以能得出这个结论，就是因为他观察到每当安帝奥克古看见他继母斯瑞尔德娜爱斯时，脉搏就会加快。埃拉西斯特拉图斯不仅诊断了疾病，还提供了治疗方法，他说服安帝奥克古的父亲（西留库斯一世）为了儿子放弃了他的妻子。

注释

[1] Copyrighted work available under Creative Commons Attribution only licence CC BY 2.0, see http://creativecommons.org/licenses/by/2.0/.
[2] 'On paralysis'.Quoted in A. J. Brock, Greek Medicine: Being Extracts Illustrative of Medical Writers from Hippocrates to Galen, 1929, p.185.

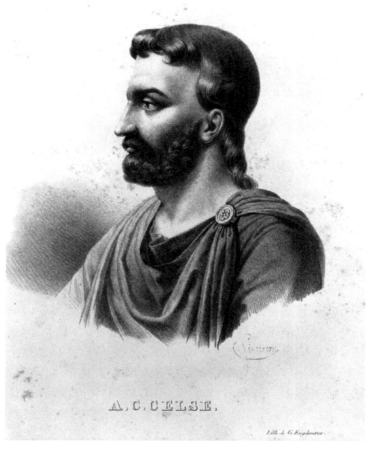

图 10　奥卢斯·科米利乌斯·塞尔苏斯。维格伦的石版画，1820/1829(收藏于惠康图书馆[1])

10 奥卢斯·科米利乌斯·塞尔苏斯

奥卢斯·科米利乌斯·塞尔苏斯（约公元前 25 年—公元 50 年）是一位罗马作家、百科全书编纂者。他的伟大著作是《药学》，这部巨著描述了罗马的医学、药学和外科学。他可能不是一位执业医师，而是一位作家，其写作涵盖医学和军事领域的一系列主题。他对皮肤病学做出了巨大的贡献，脓癣现在仍以他的名字命名。塞尔苏斯是第一个描述炎症特征的人，这一点每个医学生都熟知。塞尔苏斯用医学术语"红、肿、热、痛"来描述炎症特征，第五个特征"功能障碍"是后来才添加进来的。

塞尔苏斯提到了与患者沟通的最佳技巧，以及作为合格外科医生所需的技能。我们只了解他的医学著作和他那优雅的拉丁散文风格，除此之外，对他的生平我们知之甚少。他最著名的一句话就是："居住在光线充足的房间里"。这可能是他对患者的建议，但把它看作是医学思维活动和学习的启示，也并非言过其实[2]。

注释

[1] Copyrighted work available under Creative Commons Attribution only licence CC BY 2.0, see http://creativecommons.org/licenses/by/2.0/.

[2] http: izquotes.com/author/a.-cornelius-celsus (accessed 9 March 2016).

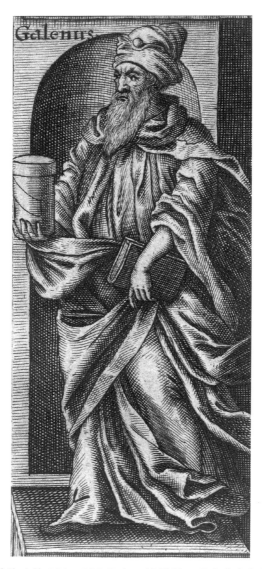

图 11　盖伦（约 130—200 年）。线雕画：手拿书本和药膏罐的盖伦。作者：佚名，未注明日期（17 世纪）。图书馆参考序号：布格斯，画像，1069.7（收藏于惠康图书馆[1]）

11 盖 伦

盖伦（约 129—200 年）是一位罗马的研究者、外科医生、哲学家和解剖学家。他认为医学知识是由逻辑学、物理学和伦理学组成的，医生们都需要接受这三门学科的教育。他是角斗士的外科医生，因此他完善了伤口护理知识。但他的解剖学知识不是建立在人体解剖的基础上，而是建立在对猴子和猪的解剖上（这是因为罗马禁止解剖尸体）。

盖伦的思想影响了西方医学科学 1000 多年。他的许多想法是正确的，如他发现声音来自喉部；但也有许多不正确的，以致误导了医生们几个世纪，如他认为静脉血是在肝脏中产生的，而动脉血是在心脏中产生的。

盖伦强力倡导持续学习并持开放心态："事实上，那些受制于各自流派的人不仅仅缺乏全面的知识，甚至不会停下来去学习新的东西！"[2]

这幅线雕画展示了一个动态的盖伦：手拿书本和药膏罐，动身出门。

注释

[1] Copyrighted work available under Creative Commons Attribution only licence CC BY 2.0, see http://creativecommons.org/licenses/by/2.0 .

[2] On the Natural Faculties, Bk. l, sect. 13;cited from Arthur John Brock (trans), On the Natural Faculties. London, UK: Heinemann; 1963, p.57

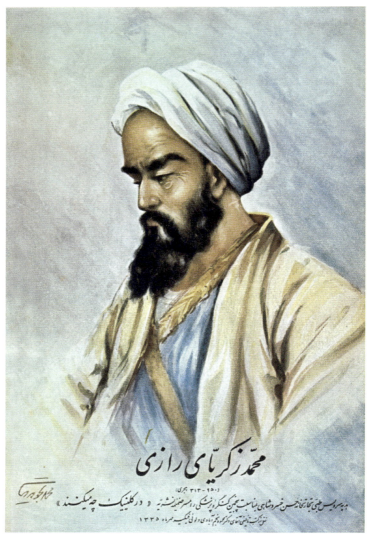

图12 拉齐的画像(865—925年),他是一位居住在伊拉克巴格达的医生、哲学家、化学家和作家(收藏于惠康图书馆[1])

12 拉 齐

拉齐（865—925年）出生在波斯雷伊的穆罕默德·伊本·扎科里亚·拉齐家族。他是一位医生、哲学家和化学家，也是一位多产的作家，一生写了200多篇手稿。他撰写了关于传染病（包括天花和麻疹）的文章，他的思想对世界各地有长达几个世纪的影响。

他的医学教学常常基于学生们的提问。不过，他总是让其他学生试着先回答问题，然后他再进行讲解。这种教学方法延续至今。他还撰写了有关医学伦理的文章："医生的宗旨是行善事，甚至要比善待我们的朋友更加善待我们的敌人。我们的职业操守禁止我们伤害同类，因为这一职业是为了人类福祉而创立的，上帝将这一使命交给医生，让我们发誓不实施伤害生命的疗法[2]。"

科学史家乔治·萨尔坦认为，"拉齐是伊斯兰教和中世纪最伟大的医师"[3]。伊朗德黑兰的拉齐学院就是以他的名字命名的，伊朗每年的"拉齐日"（药剂学日）也是为了纪念他。

注释

[1] Copyrighted work available under Creative Commons Attribution only licence CC BY 2.0, see http://creativecommons.org/licenses/by/2.0/.

[2] Islamic Science, the Scholar and Ethics, Foundation for Science Technology and Civilisation, see http://www.muslimheritage.com/article/islamic-science-scholar-and-ethics (accessed 9 March 2016).

[3] Sarton G. Introduction to the History of Science, Vol.1. Baltimore, MD: Williams and Wilkins; 1927-1948, p.609.

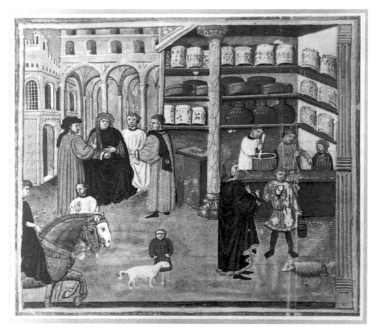

图 13 阿维森纳的药学课，选自 15 世纪著作《阿维森纳的伟大经典》。来源：《六千年的健康与医学》(收藏于惠康图书馆[1])

13 阿维森纳的药学课

阿维森纳（980—1037年）是一位波斯哲学家、天文学家和医生。他写了两本书：《治疗论》和《医学经典》。这两本书在整个中世纪都是医学院校标准的教科书。他对医学知识和学习都具有最为广泛的兴趣：科学界已确定，如果知识有其根源和开端，那么只通过研究其根源和开端是不能真正获取更不能掌握该知识的，除非了解知识的偶然性和随之而来的必然性[2]。病原学和病理生理学至今仍是医学课程的核心组成部分。《医学经典》描述了测试药物的方法，非常具有前瞻性。阿维森纳建议用简单的疾病对药物进行检测，而且用不止一种疾病对其进行检测；应该测试药物，以便确保它的药效发挥能够保持一致性和及时性；而且药物应该进行人体测试。

图中阿维森纳在向学生详细讲述药剂学：这样的学习场景非常引人注目。学生们有的在比画着讨论，有的在搅拌药剂，都在做他们该做的事。

注释

[1] Copyrighted work available under Creative Commons Attribution only licence CC BY 2.0, see http://creativecommons.org/licenses/by/2.0/.
[2] http://www.brainyquote.com/quotes/autHors/a/avicenna.html (accessed 10 March 2014).

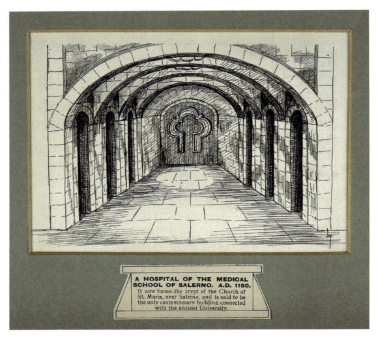

图 14 意大利萨列诺教学医院,圣玛丽亚教堂地下室的一部分。钢笔画(收藏于惠康图书馆[1])

14 意大利萨列诺教学医院

意大利萨列诺医学院成立于1096年,是第一个创立医学教育核心内容的欧洲学校——这些核心内容包括课程设置、规范评估和实习期,时至今日我们仍然认可这样的医学教育核心内容。

这所学校制定了最早的医学教科书之一《健康养生准则》,该书包含了许多与医学实践相关的建议。"静心,愉悦,(健康)饮食是三位最好的医生"[2]。该书记录了许多古老的治疗方法,并给出了关于职业操守的重要建议:

用良好的常识和医术来治疗疾病,

不做只说空话和谎话的庸医;

前者可以减轻患者的痛苦,

后者(庸医)却有可能致患者于绝境。

《健康养生准则》也触及了医学的局限性:

如果医生技艺高超到能够治愈每一种疾病,

那他们几乎就是神了。

但是,正如所有实践表明的,没有医生能让人重生,

尽管他可能会延长其生命。

这幅图画展示了圣玛丽亚教堂地下室的一部分,它是原医学院仅存的建筑。

注释

[1] Copyrighted work available under Creative Commons Attribution only licence CC BY 2.0, see http://creativecommons.org/licenses/by/2.0/.
[2] Regimen Sanitatis Salernitanum. Translated by J Harrington. Salerno, Campania: Ente Provinciale per il Turismo; 1966, p.22.

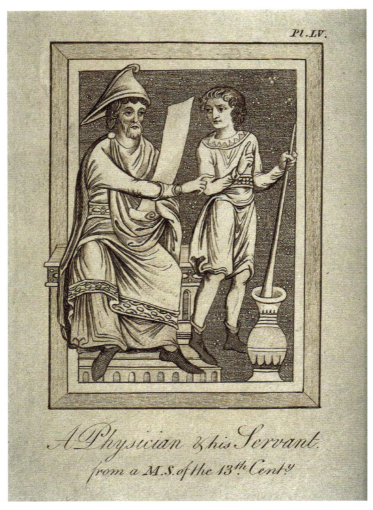

图 15 一边阅读处方一边指导助手的医生。医生阅读处方，指导助手用杵和臼配药。根据 12 世纪手稿所刻的版画（收藏于惠康图书馆[1]）

15 一边阅读处方一边指导助手的医生

医学院校的教育与培训一直存在着密切的关系。教育通常是指使学生获得知识、培养技能和行为规范，而培训则是教授学生如何运用某项技能。教育是传授专业知识，培养终身学习的能力和决策技能，使学生了解应该何时运用所学知识解决问题；培训是培养各种实践活动的竞争力。总之，教育培养了独立思考者，而培训产生了能够执行某项设定任务的人。不能说教育和培训谁更胜一筹，两者都很重要，有时会齐头并进。根据威洛比·弗朗西斯·韦德的说法，"我认为，不可能在没有一定教育的基础上去培训学生，也不可能在没有一定培训程度的基础上去教育学生"[2]。

这幅版画显示了融洽的教学关系。医生正在给他的助手阅读一份处方，助手按照处方用杵和臼配药。这两个人都知道他们的角色，也都在完成各自角色赋予的任务，而且两者关系融洽。老师就在一旁，助手可以随时请教。

注释

[1] Copyrighted work available under Creative Commons Attribution only licence CC BY 4.0, http://creativecommons.org/licenses/by/4.0/.

[2] Wade WF. President's address, delivered at the fifty-eighth annual meeting of the British Medical Association. BMJ 1890; 2:259.

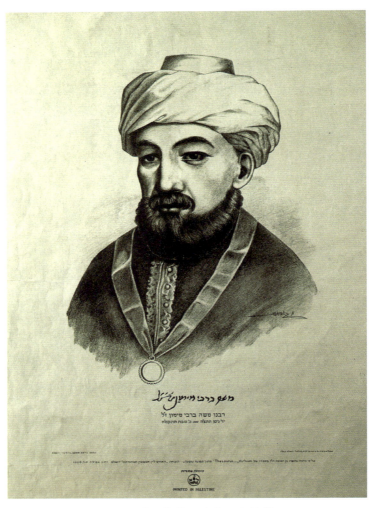

图 16 迈蒙尼提斯的肖像（收藏于惠康图书馆[1]）

16 迈蒙尼提斯

摩西·迈蒙尼提斯（1135—1204年）是一位中世纪的学者、医生。他在西班牙科尔多瓦和摩洛哥非斯学习医学，最后被委派成了驻扎在苏丹萨拉丁的奥斯曼军团的"大维齐尔"（帝国宰相）的医生。他在医疗问题上发表了大量文章，其中较为著名的作品包括《希波克拉底誓言评论》《摩西医学格言》《健康养生方案》和《药名词汇》。他记述了许多传染性和非传染性疾病（从肝炎到糖尿病）。

迈蒙尼提斯全身心地投入了医学工作。在医院工作一天后，他会一如既往地回家，因为那里有更多的患者在等着他："犹太人和伊斯兰人，重要的和不重要的人，朋友和敌人，这些不同的人群都需要我的医疗建议。我几乎没有时间走下被当作临时诊室的马车车厢，没时间洗澡，甚至没时间吃饭。我会一直忙到深夜，然后在筋疲力尽中入睡。只有在休息日，我才有时间学习、交友，但是这样的日子离我很远"[2]。

尽管取得了非凡成就，但他仍然是一个谦虚的人，一位终身学习的学者："给我一个提高和拓展知识的机会，因为学海无涯"[3]。

迈蒙尼提斯的儿子乌拉汉，成人后也成了一位学者和医生。这个家族随后的几代人也继续从事着类似的工作。

注释

[1] Copyrighted work available under Creative Commons Attribution only licence CC BY 2.0, see http://creativecommons.org/licenses/by/2.0/.
[2] http://www.gutenberg.org/files/20216/20216-h/20216-h.htm#Page_90 (accessed 15 April 2015).
[3] Mishneh Torah, CH.IV, p.19.

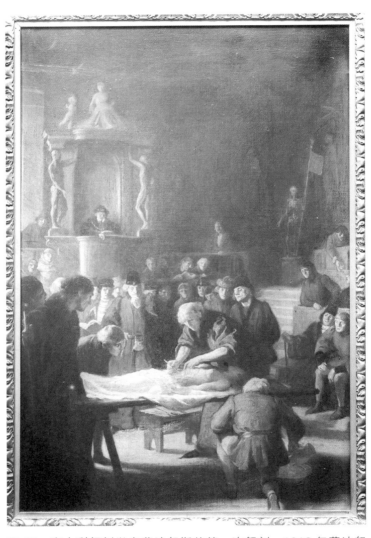

图 17　意大利解剖学家蒙迪努斯的第一次解剖。1318 年蒙迪努斯在意大利博洛尼亚的解剖教室进行他的第一次解剖实践。这是一幅油画，作者为欧内斯特·博德，绘制于约 1910 年（收藏于惠康图书馆[11]）

17 意大利解剖学家蒙迪努斯的第一次解剖

蒙迪努斯(约 1270—1326 年)出生在意大利博洛尼亚的蒙迪诺·德·卢齐家族。他是一位解剖学家、外科医生和老师。蒙迪努斯亲自进行解剖(而不是借用操作者),这在当时是非常标新立异的。他经常被称为"解剖学的恢复者",因为他将解剖学的实践重新引入了医学课程[2]。

蒙迪努斯也是一位作家,他的伟大作品是《人体解剖》,首次出版后在整个欧洲被广泛使用了 300 年。《人体解剖》是基于蒙迪努斯自己的解剖经验及古代学者(如希波克拉底和盖伦)的著作编写而成的。这些前辈的一些错误在蒙迪努斯的文章中重复出现。这种遵循早期学者指导的癖好,就像科学本身一样古老。把旧的著作纳入思考当然是值得的,但偶尔也需要加入新的理念。根据詹妮弗·林尼的说法,"希波克拉底和迈蒙尼提斯的观点仍然存在,但自他们之后形势和环境已发生巨大变化,必然需要产生新的准则"[3]。

这张图片捕捉到了学习者第一次观看解剖时的兴奋之情。一位学习者身体前倾;另一位透过解剖学家的肩膀凝视;其他人有些犹豫,可以感受到他们站在自认为安全距离的位置观看。图片由欧内斯特·博德绘制,他是一位专门绘制历史和神话题材肖像画的英国画家。

注释

[1] Copyrighted work available under Creative Commons Attribution only licence CC BY 2.0, see http://creativecommons.org/licenses/by/2.0/.

[2] http://en.wikipedia.org/wiki/Mondino_de_Liuzzi# CITEREF Singer 1957 (accessed 18 March 2016).

[3] Leaning J. Human rights and medical education: Why every medical student should learn the Universal Declaration of Human Rights. BMJ 1997; 315:1390.

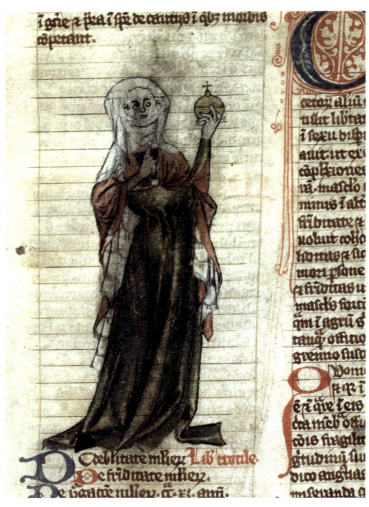

图 18 托图拉。这幅钢笔淡水彩画描绘了一位站立着的女性医者（也许是托图拉），穿着红绿衣裙，头戴白色头饰，左手举着一个尿壶，而右手则指向尿壶。该画创作于 14 世纪早期。来源：医学杂录 XVIII(收藏于惠康图书馆[1])

18 托图拉

　　托图拉是意大利萨列诺医学院的妇科医生、教育工作者。她编写了几本关于女性健康的书，她的职责是帮助男医生了解女性的身体。关于托图拉的生活知之甚少，事实上对她是否真的存在过也有争议。尽管如此，这些书被认为是"12世纪末到15世纪最受欢迎的女性医学资料汇编[2]。"这些书包括《女性的健康状况》《女性治疗》和《女性的化妆品》。《女性的健康状况》一书涵盖了怀孕和分娩，以及月经和新生儿护理等主题。《女性治疗》强调通过治疗确保生育，这显然是当时的一个重要话题。此书解释了应该给予什么药物，但没有解释为什么和如何使用这些药物的机制。《女性的化妆品》讲述了如何更好地使用化妆品，以使女性更加美丽。

　　这幅钢笔淡水彩画描绘了一位站立着的女性医生（也许是托图拉），穿着红绿衣裙，头戴白色头饰，左手举着一个尿壶，而右手则指向尿壶[3]。

注释

[1] Copyrighted work available under Creative Commons Attribution only licence CC BY 2.0, see http://creativecommons.org/licenses/by/2.0/.

[2] Green MH, Women's Healthcare in the Medieval West: Texts and Contexts. Aldershot, UK: Ashgate; 2000, Appendix, pp.1-36.

[3] http://wellcomeimages org/.

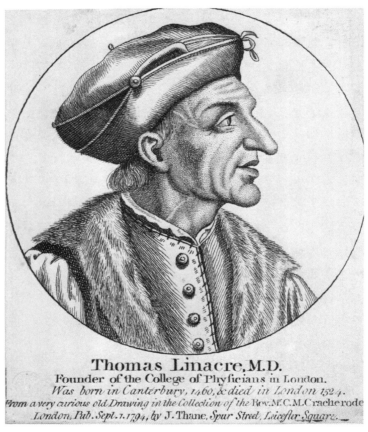

图 19 托马斯·利纳克尔。雕像，1794 年 (收藏于惠康图书馆 [1])

19 托马斯·利纳克尔

  托马斯·利纳克尔（1460—1524年）是一位英国的医生、学者。他翻译了许多古希腊医生的作品，使得这些名著可以被更多的读者所分享。他在意大利学成后回到英国，渴望传播意大利文艺复兴时期繁荣的知识。作为一名医生他备受敬重，如同他作为一个学者为人们所尊重一样。他被任命为亚瑟（威尔士王子，亨利八世的哥哥）的导师。后来他还被任命为亨利八世、红衣主教沃尔西和其他都铎王朝名人的医生。

  利纳克尔成立了英国伦敦皇家医师学院，并成为第一任校长。根据学院记载，"利纳克尔最伟大的功绩是规划设计了伦敦皇家医师学院——一个代表其设计者们开明观点和博大胸怀的不朽纪念碑。在该校运行期间，利纳克尔一直是孤立无援的，因为只有获得皇室授权成立的学院才能享有皇家的资助。而伦敦皇家医师学院的花费和供给则由他本人或者与其有关的基金会支付"[2]。他去世的时候把他的房子和图书馆都捐给了学院，那时它们坐落于英国伦敦市的骑士大街。现在这所学院"位于伦敦摄政公园里一个很小的梵蒂冈教堂里，和蔼的红衣教主们常脚步轻盈地漫步其中，讨论着诸如升迁之类的事情"[3]。

注释

[1] Copyrighted work available under Creative Commons Attribution only licence CC BY 2.0, see http://creativecommons.org/licenses/by/2.0/.

[2] http://www.gutenberg.org/files/34067/34067-h/34067-h.htm#79 (accessed 19 April 2015).

[3] Richards P Stockill S, Foster R, Ingall E. Learning Medicine, 17th edn. Cambridge, UK: Cambridge University Press, 2006.

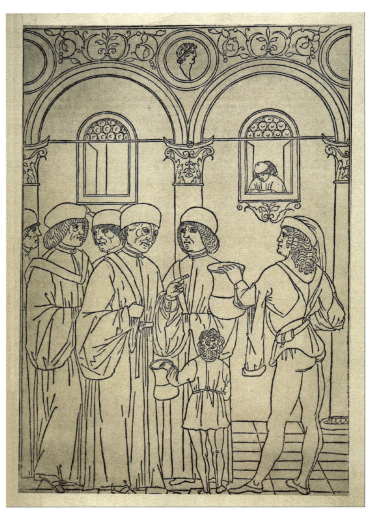

图 20　指着助手拿的烧瓶给学生讲尿检法的医生。胶版印刷（收藏于惠康图书馆[1]）

20 指着助手拿的烧瓶给学生讲尿检法的医生

据斯瓦尔·文森特所说,"没有演示的授课是一个令人遗憾的时代错误,这种情况从没有教科书的时代就存在了[2]"。这幅图描绘了几百年前文森特所在时代的一位医生正在进行授课,该图显示了他对医学教学中演示重要性的深刻理解。

即使是在现代,通过演示来学习的方法也一如既往地重要。但是,遵循旧时代的观点来"看、做、教"已经不够了。医学教育已经转向了米勒的"金字塔"能力理论,该理论认为学习就如同攀登金字塔,从"知道"到"知道如何做"到"演示如何做",最终到达"实践"。近年来,可委托的专业实践教育模式已经受到广泛关注。"专业实践教育是以委托专业活动为单元,一旦受训人员达到了足够的专业能力,他将被委托承担无人监督的任务或责任"[3]。这种模式使得老师及学生能够在对学生执行具体任务时所需的监管水平做出可靠的判断。可委托的专业活动是与任务或工作相关的,通常要求学生在执行任务时整合不同的专业能力。因此,这更接近临床实践的真实世界——只有具备综合技能和职业能力的人,才能成为一名优秀的医生。

注释

[1] Copyrighted work available under Creative Commons Attribution only licence CC BY 2.0, see http://creativecommons.org/licenses/by/2.0 .
[2] Vincent S. Medical research and education. BMJ 1920:2:562.
[3] ten Cate O. Nuts and bolts of entrustable professional activities. J Grad Med Educ 2013;5(1):157-158

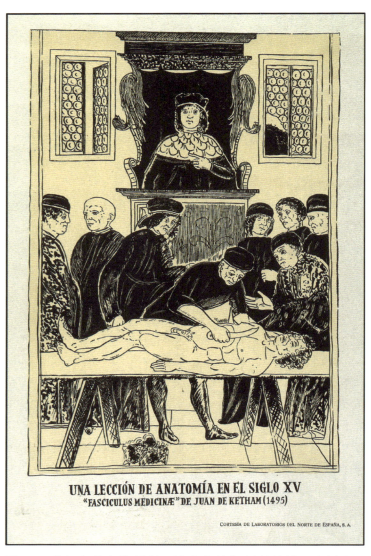

图 21 进行中的人体解剖：讲台上的解剖学教授。木刻画，1493 年。 刻画对象：蒙迪诺·德·卢齐。出版：西班牙北方实验室 (收藏于惠康图书馆 [1])

21 进行中的人体解剖：讲台上的解剖学教授

根据亨利·莫里斯的说法，解剖标本是学习解剖学的唯一可靠方式，解剖学甚至被定义为"通过解剖标本来学习的学说"[2]。这幅图诠释了解剖学的经典教学方式。变革前，由演示者进行实际解剖，教授在讲台上指导，学生们只是观察者。变革后教授们从讲台上走了下来，亲自进行解剖，最终学生也可以在监督下进行解剖。

如今，其他各种手段也被用于解剖学教学，比如给学生提供预先切开的解剖材料，这使教学有了充足的时间。如果尸体稀少（由于缺乏捐赠者），这种方法可能会有所帮助。另一种方法是使用活体模型，这种方法能够让学生"看到标本组织的动态和功能"[3]。还有一种方法是使用放射成像技术。超声检查、计算机断层扫描、磁共振成像和正电子发射断层扫描，都能用于解剖学教学。这些技术可以展示解剖结构和器官的二维和三维静止图像，或者可以显示其实时运动（例如超声心动图）。这些不同的方法都有各自的优点，不能说某种方法明显优于另一种。当然，是否使用某种特定的方法应取决于预期的学习效果及可供选择的方法。

注释

[1] Copyrighted work available under Creative Commons Attribution only licence CC BY 4.0, http://creativecommons.org/licenses/by/4.0.
[2] Morris H.A Lecture introductory to the course on anatomy. BMJ 1876;2:515.
[3] Collins J. Modern approaches to teaching and learning anatomy. BMJ 2008; 337:a1310.

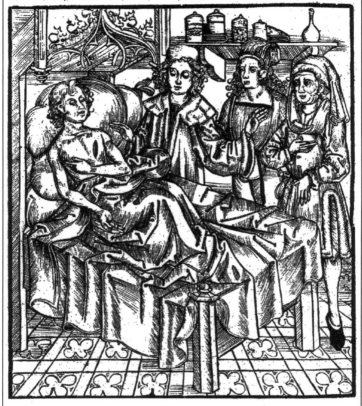

图 22　站在胸部创伤患者床前的外科医生和两个学生（或患者的亲属）。1497 年，木刻画。来自：赫罗尼玛斯·布伦斯威格的《外科手册》。出版：卡尔·库恩出版社，慕尼黑，1911 年（收藏于惠康图书馆[1]）

22　站在胸部创伤患者床前的外科医生和两个学生（或患者的亲属）

根据托马斯·路易斯的说法，"最适合教授医学实践和手术的方法是每天进行卓有成效的实践"[2]。床旁实习一直是医学尤其是外科教育的基石，通过床旁实习，这些学生（如果他们是学生）能清楚地观察患者的伤口和所有操作进程。图中外科教师的姿势耐人寻味。他为什么举起双手？是在安抚患者，还是在安抚那些看起来很紧张的学生呢？

医学教育中的过渡是很重要的，其中最重要的是从临床前到临床时期的过渡。过渡时期往往压力很大，但同时也是很好的学习机会。近期医学教育方面的许多研究都以过渡时期作为重点研究对象。现代观念认为，过渡不应再被视为是固有的问题，而应当作是学习新知识的成熟时机。这张图片是否展示了学生第一次去外科病房？外科教师能否让这次实践达到更好的预期呢？这张图片来自赫罗尼玛斯·布伦斯威格（约 1450—1512 年）的《外科手册》。

注释

[1] Copyrighted work available under Creative Commons Attribution only licence CC BY 2.0, see http://creativecommons.org/licenses/by/2 .

[2] Lewis T. The Huxley Lecture on clinical science within the university. BMJ 1935;1:631.

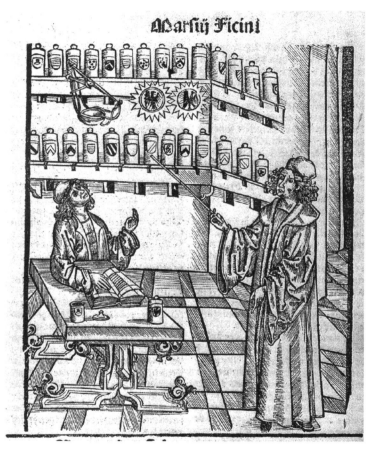

图23 药学课:导师指着药瓶讲解,学徒坐在桌后聆听。木刻画。来源:《健康之书》。作者:菲齐努斯和布伦瑞克。出版:约翰·格鲁宁格出版社,斯特拉斯伯格,1505年,对开本,页码编号:CXLII(收藏于惠康图书馆[1])

23 药学课：导师指着药瓶讲解，学徒坐在桌后聆听

医学教育中的学徒模式在其发展过程中既有支持者也有批评者。然而，关于学徒模式的辩论焦点，如果不是集中在争论其对与错，而是如何更好地实现这个构想的话，可能会更有成效。从广义上讲，成功的学徒模式意味着学习者积极参与任务——可能包括协助手术过程。学习者也必须与团队成员交往、互动，成为团队的一部分。因此，医学学习阶段的旧的学徒模式听起来很像现代概念，比如：社区活动中"合理的外围参与"的实践活动。

学徒模式在现代临床医疗环境中并不容易建立：临床医生比以往任何时候都忙碌，患者也可以拒绝医学生的访视，导致两者的接触时间变短。但是，这些障碍可以而且必须克服，以确保学生能获得相关的医学教育。关于如何最好地实施学徒模式，大卫·威尔逊的看法是："好的学徒模式的秘诀当然是要有一个好的导师，而做一个好导师的基本要求就是和学徒一起工作"[2]。

显而易见，图中师傅和徒弟正在并肩作战。学习是主动积极的：图中的人物正在阅读、示范，甚至可能正在提问及解答问题。

注释

[1] Copyrighted work available under Creative Commons Attribution only licence CC BY 4.0, http://creativecommons.org/licenses/by/4.0/.
[2] Wilson DH. Teaching in casualty. BMJ 1982;285:1355.

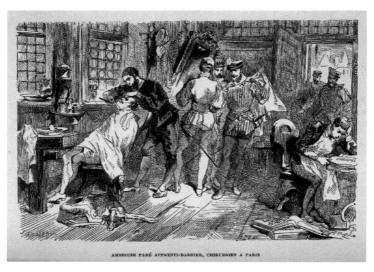

图 24　作为学徒的理发师兼外科医生安布罗伊斯·巴雷在巴黎一家忙碌的店铺。木刻画。临摹作者：莫兰，原作者：安索（收藏于惠康图书馆[11]）

24 作为学徒的理发师兼外科医生安布罗伊斯·巴雷在法国巴黎一家忙碌的店铺

安布罗伊斯·巴雷（1510—1590年）是一位法国解剖学家、军队理发师兼外科医生和手术器械的发明者。他是科学研究方法的早期推动者——经常比较不同组患者的伤口治疗效果。尽管他是一个有才华的外科医生和创新者，但他对其成就仍然非常谦虚："我只是给患者处理了伤口，是上帝治愈了患者"[2]。巴雷在《行走各地》一书中叙述了他作为军队外科医生的精彩生活。他写道："看看我是如何学会治疗枪伤的，并不是通过书本"，而且详细地描述了他所治疗的伤兵的治愈过程[3]。显然，巴雷是从实践经验中学习：不仅学习手术方法，同时学习如何与同事合作及如何获得患者的信任。与所有医学著作的作者一样，他也热衷于将自己的经验传授给他人。

图为巴雷在理发店工作。理发师兼外科医生通常负责治疗战后的伤兵。他们治疗伤口、截肢，有时甚至还剪头发。理发师兼外科医生虽不是真正意义上的医生，但他们遗留下来的标志——代表血液和理发师兼外科医生给患者用的绷带的红白相间的理发店旋转彩栓仍存留至今。在英国理发师兼外科医生仍然被称为"先生"而不是"医生"，就是因为他们没有接受过大学教育。

注释

[1] Copyrighted work available under Creative Commons Attribution only licence CC BY 2.0, see http://creativecommons.org/licenses/by/2.0/.
[2] Quoted in Francis Randolph Packard,'The Voyages Made Into Divers Places: The Journey to Turin in 1536', Life and Times of Ambroise Pare 1510-1590.
[3] http://www.gutenberg.org/cache/epub/5694/pg5694.html (accessed 18 April 2015).

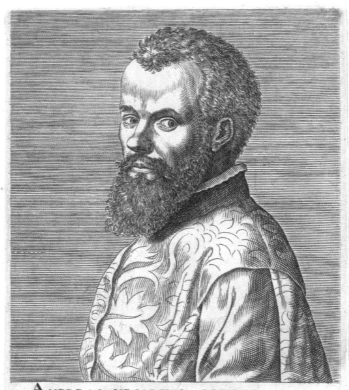

ANDREAS VESALIVS BRVXELLENSIS
ANATOMICORVM FACILE PRINCEPS
Corporis humani qui membra minut secaret
Vesalio nullus doctior extiterat.
Hic Medicis auxit, Pictoribus auxit & artem,
Dum subit internas quæ latuere vias.

C 3

图 25 安德烈·维萨里的肖像,他是比利时布鲁塞尔出类拔萃的解剖学家。来源:《纪律约束:贝宁的经验证明》。肖像画,编号:XLIIII。出版:加勒·安图尔皮亚出版社,巴黎,1572 年(收藏于惠康图书馆[11])

25 安德烈·维萨里

安德烈·维萨里（1514—1564 年）是一位比利时医生、解剖学家。他是当时最主要的医学院校之一的帕多瓦医学院的外科教授。他撰写了《人体构造》一书，该书后来成为解剖学的标志性教科书。在 16 世纪初，盖伦和其他古代医生的著作被当成事实接受，维萨里是最早试图通过自己的工作来证明或反驳他们的人之一。他要证明盖伦在许多方面都是错误的，这在当时看来是亵渎神灵的事情。例如，他证明下颌骨只由一块骨头构成，而不是盖伦认为的两块。

值得注意的是，尽管有非常明确的证据可以证明盖伦的观点是不正确的，但一些外科医生仍继续相信这些观点。

维萨里强调了学习者在医学教育中的积极作用："我努力在公共解剖课中做到让学生尽可能多地参与，即使他们只接受了最少的训练，也必须在一群观众面前解剖一具尸体，只有这样他们才能够用自己的双手准确地实施解剖。通过对他们所观察到的事实进行相互比较，他们终将正确理解这部分医学"[2]。

注释

[1] Copyrighted work available under Creative Commons Attribution only licence CC BY 2.0, see http://creativecommons.org/licenses/by/2.0/.
[2] De Humani Corporis Fabrica Libri Septem. 1543.

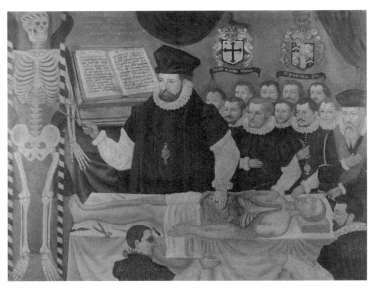

图 26 在理发店兼外科医生教室里讲授内脏学的约翰·班斯特。油画，英国伦敦，1581 年，作者：佚名，模仿自杰克·奥尔的画作 (收藏于惠康图书馆 [11])

26 在理发店兼外科医生教室里讲授内脏学的约翰·班斯特

　　约翰·班斯特（1533—1610年）是一位英国解剖学家、教师和外科医生。也许是遵从希波克拉底誓言——"谁想要做手术就要去战场"——的缘故，他参加了远征军，踏上征服欧洲大陆的旅程[2]。他回来以后，获得了执业医师的执照，但同时也获得一个告诫——在不确定要怎么做的时候应该咨询同事。他把在欧洲学到的很多东西传给了他同时代的人，还在他的职业生涯中表现出对老兵们的善意。

　　在这幅图中，班斯特正在运用多种方法进行讲解。他一手摸着解剖标本的内脏，一手指着一副教学骨骼。他身后有一本打开的教科书。学生们正专心倾听和观看，一个学生把一只手放在标本身体上，另一个学生举着手仿佛要提问。用现代的说法，教学活动应该是"话语性的、适应性的、互动性的和反馈性的"[3]。在这幅图中班斯特正是这么做的。

注释

[1] Copyrighted work available under Creative Commons Attribution only licence CC BY 4.0, http://creativecommons.org/licenses/by/4.0/.

[2] Corpus Hippocraticum, see https://archive.org/stream/hippocrateso01hippuoft/hippocrates01hippuoft_djvu.txt (accessed 9 March 2016).

[3] Jamieson A. Future trends in e-learning. In Sandars J (Ed.), E-Learning for GP Educators. Oxon, UK: Radcliffe Publishing; 2006, pp.137-144.

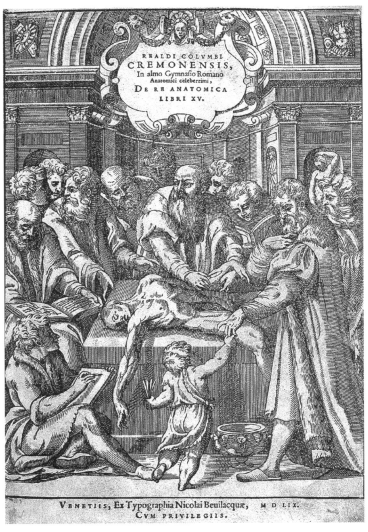

图 27　雷亚多·科隆博的《解剖学》（第十五卷）。卷首插图，描绘了解剖学家向现场观众展示解剖术。1559 年木版画。来自《解剖书》（第十五卷），作者：雷亚多·科隆博。出版者：尼古拉贝拉克奎，威尼斯，1559 年（收藏于惠康图书馆[1]）

27 雷亚多·科隆博的《解剖学》（第十五卷）

雷亚多·科隆博（1516—1559年）是一位意大利解剖学家、外科医生。他最初在意大利米兰读哲学，后来又想成为一名药剂师，最后在帕多瓦大学学习解剖学和外科学。他对解剖学最重要的贡献是发现了肺循环。在科隆博之前，人们认为空气通过肺静脉流入心脏。科隆博准确地发现了静脉血通过肺动脉从心脏流动到肺部，然后作为动脉血通过肺静脉返回心脏。这一发现奠定了威廉·哈维基本理论的基础。

科隆博和维萨里之间发生过公开争执。他关注到后者著作中的几个错误，反过来，维萨里也私下里批评了科隆博的知识匮乏。数百年来，医学和医学教育的争执遵循这样一种模式，即双方都不恰当地把个性、自我及科学混为一谈。

科隆博坚信从实践经验出发开展教和学，而不是简单地向古人学习，"一个人通过解剖狗在一天里学到的东西，远比连续号脉或是花几个月时间研究盖伦的著作学到的都多"[2]。

再看这幅图，毫无疑问，学习者是场景的一部分，他们身体前倾，读着书，互相讨论，记着笔记。

注释

[1] Copyrighted work available under Creative Commons Attribution only licence CC BY 4.0, http://creativecommons.org/licenses/by/4.0 .

[2] Realdo Colombo. De re anatomica libri. Venet 1559. Lib XIV; 258.

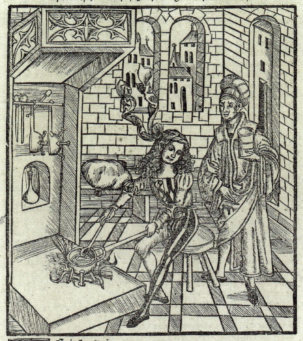

图 28　正在指导学徒的医生。身着传统服装的医生手持药罐，指导学徒搅拌火上的药罐。16 世纪早期木版画（收藏于惠康图书馆[1]）

28 正在指导学徒的医生

监督一直是医学教育的重要组成部分。初学者需要在监督指导下工作,而专家则不需要,问题是何时或如何从第一阶段到第二阶段患者怎么看待这个问题,答案并不明了。肯尼斯·王问道:"患者如何看待受训者的第一次无指导阑尾切除术或第一次无指导肠切除术?"换句话说,患者想要一个培训时从没有做过无指导手术的合格的医生吗?[2] 当然,我们可以肯定地说,过去让那些缺少督导训练的医生行医,其结果对医生自己和患者都是不利的。

医学教育的一个重要进步就是提高了教育和临床督导。目前,人们更加关注对学习者从有监督到无监督的过渡阶段。这个过渡阶段比之前所设想的更复杂,不但需要时间而且取决于所实施的任务。比如,一个接受过训练的医学生也许可以独自完成阑尾手术,但不一定能独自完成胆囊手术。

该图展现了对督导作用的深刻见解:学徒沉着地搅拌着药罐里的东西,监督者(医生)在他身后焦虑地注视着。如此情况下,学徒能安心吗?监督者会干涉吗?

注释

[1] Copyrighted work available under Creative Commons Attribution only licence CC BY 4.0, http://creativecommons.org/licenses/by/4.0/.

[2] Wong K. The ethics of medical training. BMJ (Published 9 August 2003).

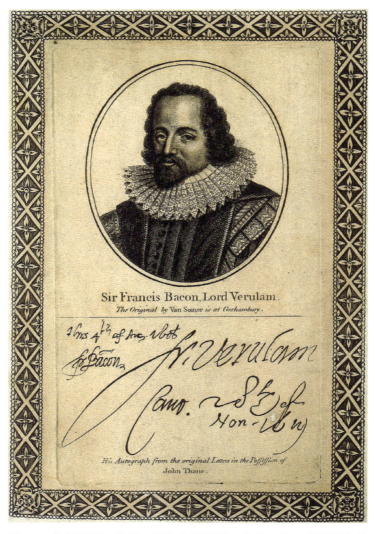

图 29 弗朗西斯·培根,圣奥本斯子爵。模仿自范·萨默画作的线雕铜版画(收藏于惠康图书馆[1])

29 弗朗西斯·培根

弗朗西斯·培根（1561—1626年）是一位英国哲学家、科学家、作家。他是用科学方法推进知识和学习的先驱。正如他的伟大著作《新工具论》开篇所言："那些擅自对自然及某一得到广泛研究的学科以专业方式做出武断结论的人，无论他们是源于自负还是傲慢，都对哲学和其他学问造成了伤害"[2]。培根想结束武断，建立科学的基础。他批判了大学的教学方法："按照传统和规章制度，学校、大学及类似机构的目标是为博学之士提供一个场所，并提高学术水平，但现在所做的一切都与科学的进步背道而驰，因为讲座与练习都是安排好的，人们无法理解任何脱离常规的事物，也无法对其进行思考"[2]。

培根的死注定是伟大的，正如他生得伟大一样：他因为研究雪对食物的保存作用而得了肺炎。这是约翰·奥布里给出的死因之一，这一说法无疑是令人信服的——启蒙运动前期学者在英国伦敦旅行时突然受到寒冷天气的启发，进行了一项关于肉类保存的实验。然而，其他记载却没有提到该实验，那我们应该相信谁？医学教育需要故事甚至是传说。有时候，"当传说变成事实"，最好"把传说当作事实来相信"。

注释

[1] Copyrighted work available under Creative Commons Attribution only licence CC BY 2.0, see http://creativecommons.org/licenses/by/2.0 .
[2] Bacon F. Organum Novum. First book.

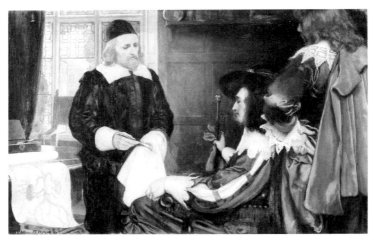

图30 威廉·哈维阐释他的血液循环理论。威廉·哈维为国王查理一世解释血液循环理论。欧内斯特·博德的油画（收藏于惠康图书馆[11]）

30 威廉·哈维阐释他的血液循环理论

威廉·哈维（1578—1657年）是一位英国医生，也是最早提出血液循环理论的学者之一。他在动物身上进行了无数次实验来证明他的理论，并最终出版了专著《心血运动论》。在他之前，人们认为动脉和静脉系统基本上是分开的，在心室孔汇合，而这些孔是看不见的。然而，哈维正确地阐明了心脏将血液泵入动脉，血液通过静脉回流到心脏。但他未能解释血液是如何从动脉输送到静脉的，他怀疑小血管也许是传递通道。

哈维广泛深入地讲授解剖学，并为他认为有效的医学教学实践活动制定了原则。这些原则包括授课时尽可能详细地叙述，并充分利用解剖和病理示范："我的职业是学习并讲授解剖学，我学习及讲授的解剖学不是来自书本而是源于解剖标本；不是站在哲学家的视角而是遵从自然的机体组织"[2]。

在这幅图中，哈维站着，学习者放松地坐在椅子上。如果你发现学习者是国王查理一世，你就不会对这种角色互换惊讶了。哈维是查理和其父亲詹姆士国王的内科医生，事实上他把自己广受赞誉的著作献给了查理一世。

注释

[1] Copyrighted work available under Creative Commons Attribution only licence CC BY 2.0, see http://creativecommons.org/licenses/by/2.0/.

[2] Dedication to Dr. Argent and Other Learned Physicians, see https://en.wikiquote.org/wiki/William_Harvey (accessed 9 March 2016).

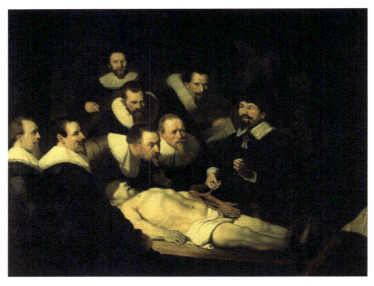

图 31 尼古拉斯·杜普医生的解剖学课。模仿自伦勃朗·梵·莱茵的油画（收藏于惠康图书馆[1]）

31 尼古拉斯·杜普医生的解剖学课

尼古拉斯·杜普（1593—1674年）是一位荷兰外科医生，也是一位大学教师，他对被处决的罪犯进行解剖学演示。他曾在荷兰莱顿大学接受教育，毕业后在荷兰阿姆斯特丹开展工作并取得成功。他还负责该市药剂师的审查工作，并出版了一部药典以提高审核标准。

伦勃朗的画作《尼古拉斯·杜普医生的解剖学课》使杜普成了一位名垂青史的人物。这是一副杰出的作品，它刻画了杜普因为有所发现而产生的兴奋情绪，并让人想起了沃尔特·白芝浩从历史角度对伦勃朗的评价："伦勃朗的艺术就是最好的历史，它把焦点都集中在某些特定的、最优秀的、最伟大的事业上，其余的一切都被留在了阴影中和看不见的地方"[2]。画中的尸体是强盗阿里斯·金特的，那时只有对男性罪犯的解剖是合法的。解剖刚刚从尸体前臂开始，目前还不清楚为什么杜普会从那里开始解剖。尸体面部的一部分处于阴影中，这并不是巧合，它被称为死亡阴影，是伦勃朗最具标志性的绘画技术。

注释

[1] Copyrighted work available under Creative Commons Attribution only licence CC BY 2.0, see http://creativecommons.org/licenses/by/2.0/.
[2] Physics and Politics (1872), Ch.2, Sect.2

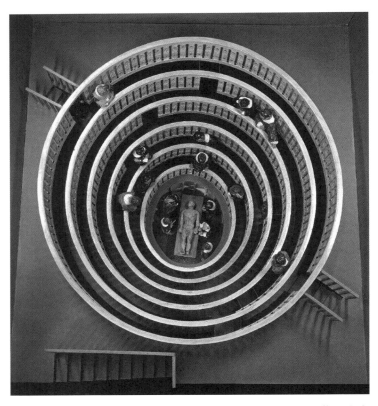

图 32 意大利帕多瓦大学的梯形解剖教室。立体画（收藏于惠康图书馆[1]）

32 意大利帕多瓦大学的梯形解剖教室

意大利帕多瓦大学的梯形解剖教室建于 1594 年，在早期的医学院里，这种教室是用来讲授解剖课的。在教室中间进行解剖操作，周围多层分布，学生有很好的视野。帕多瓦的解剖教室是世界上第一间这种类型的教室。

帕多瓦大学成立于 1222 年，是一群具有自由思想的学者和学生从博洛尼亚大学分离出来建立的。这种科学自由的精神在校训中概括为：帕多瓦的自由普遍适用于每一个人。这种自由精神吸引了世界各地的学者，其中在医学界闻名于世的校友包括安德烈·维萨里、雷亚多·科隆博和威廉·哈维（本书图 25、27 和 30 中的人物）。其他校友还有乔瓦尼·巴蒂斯塔·摩加尼（1682—1771 年）和贝纳迪诺·拉马齐尼（1633—1714 年）。摩加尼是学校的解剖学教授，他提出了器官病变引发临床症状这一概念。拉马齐尼是理论医学教授，他是第一个描述各个工种职业病的人。

图中的梯形解剖教室位于医学院的中心，在接下来的几个世纪中解剖都是医学教育的基础。正如亨利·莫里斯在 1876 年所言："如果医生不懂解剖，他如何诊断疾病？[2]"

注释

[1] Copyrighted work available under Creative Commons Attribution only licence CC BY 2.0, see http://creativecommons.org/licenses/by/2.0/.
[2] Morris H. A lecture introductory to the course on anatomy. BMJ 1876;2:515.

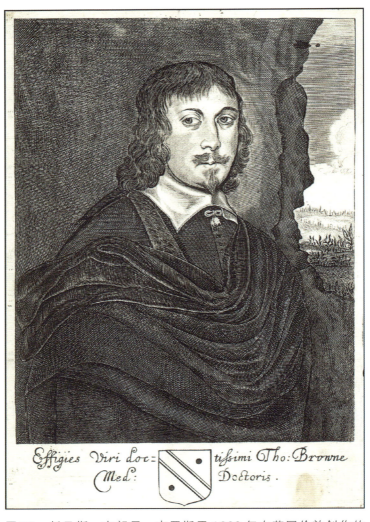

图33 托马斯·布朗尼。克罗斯于1669年在英国伦敦创作的版画（收藏于惠康图书馆[1]）

33 托马斯·布朗尼

托马斯·布朗尼（1605—1682年）是一位英国作家、医生和科学家。他常常在其著作中以令人轻松愉悦的文笔揭示一些被广泛接受的言论。他是一位如饥似渴的阅读者，也是终身学习理念的早期拥护者。他说："我保留着每月出版的《皇家学会会报》"[2]。布朗尼在英国牛津大学开始他的医学求学之路，先后去了意大利帕瓦多和法国蒙彼利埃，并在荷兰莱顿大学获得了学位。他最著名的两部著作是《医生的宗教》和《流行的谬误》（对许多公认的信条和普遍假定的事实的调查）。

《流行的谬误》有助于我们了解布朗尼关于教育的思考。他写道，"虽然大学不乏人才，但却时常出现学识的匮乏，原因之一就是有些人做得虽多但是不学习或学得很少，几乎没有人达到很高的水平。很多人承诺要学习但却做不到言行一致"。布朗尼还坦陈，我们需要不断对已经获得的知识提出质疑，以保持思维和信念的灵活，并按照新的知识和理解来审视我们的看法[3]。

注释

[1] Copyrighted work available under Creative Commons Attribution only licence CC BY 2.0, see http://creativecommons.org/licenses/by/2.0/.

[2] Shaw AB. Sir Thomas Browne: The man and the physician. BMJ 1982;285:40.

[3] http://www. Gutenberg.org/files/39960/3 9960-h/39960-h.htm# PSEUDODOXIA_EPIDEMICA (accessed 20 April 2015).

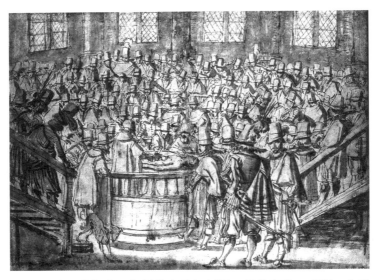

图 34　荷兰莱顿大学解剖教室的解剖课。钢笔素描，威廉·布登韦格创作于 17 世纪（收藏于惠康图书馆[1]）

34 荷兰莱顿大学解剖教室里的解剖课

荷兰莱顿大学于1575年由奥兰治王子威廉创立。18世纪，该大学的医学院成为医学教育的权威机构。布尔哈夫是重要推动者之一，他是该校首席权威教师。学校开放和相对宽容的学习文化吸引了世界各地的学子前来受教。

据奥利和凯特所言，这种文化在荷兰的医学教育领域流传至今。"开放和相对宽容的荷兰文化，很少受传统和法规的约束，是研究、实验和医学教育改革的肥沃土壤，这可能会令布尔哈夫惊讶——如果他不是生活在荷兰的黄金时代而是现在，他是否也会喜欢上这种文化？[2]"荷兰的黄金时代是荷兰人在军事、经济事务、哲学及科学领域领先的时代。伯特兰·罗素说过："怎样夸大荷兰在17世纪的重要性也不会言过其实，因为在那样的国家人们可以自由地思考"[3]。

这幅画展示了大部分的教室，但对学习氛围的描绘却不够充分。有些学习者因站得太远而看不清楚解剖操作，有些甚至注视着画家。在前景位置，还有一条瘦弱的狗在徘徊。

注释

[1] Copyrighted work available under Creative Commons Attribution only licence CC BY 2.0, see http://creativecommons.org/licenses/by/2.0 .

[2] ten Cate O. Medical education in the Netherlands. Med Teach 2007;29(8):752-757

[3] Russell B.A History of Western Philosophy, George Allen & Unwin Ltd, London, 1945.

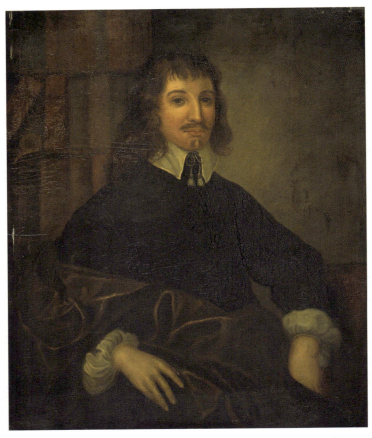

图 35　尼古拉斯·卡尔佩伯的油画像（收藏于惠康图书馆[1]）

35 尼古拉斯·卡尔佩伯

尼古拉斯·卡尔佩伯（1616—1654年）是一位英国内科医生、草药师和占卜师。他写了三本书：《英国医生》《药草集》和《疾病的占星学诊断》。他相信自然医学，批判同时代医生那些人工的昂贵的疗法。他认为他的同事过于循规蹈矩，不愿意进行推理和实验。他与一个富裕家庭联姻，并从英国伦敦东部的斯皮塔佛德农场收集草药——这使得他可以免费为患者提供治疗。他毫无避讳地说，他的许多同行都被贪婪驱使。他的观点使他在医生们中不受欢迎，但是直至他因患结核病而英年早逝时，都保持着直言不讳的风格。他说："看在上帝的分上，不要把你的信念建立在传统上，形同朽木一般[2]"。卡尔佩伯对律师和牧师也同样进行过批判。

这幅画呈现了罹患结核之前的卡尔佩伯，年轻、朝气蓬勃、充满理想主义的气息。

注释

[1] Copyrighted work available under Creative Commons Attribution only licence CC BY 2.0, see http://creativecommons.org/licenses/by/2.0/.

[2] http://www.brainyquote.com/quotes/autHors/n/nicHolas_culpeper.html (accessed 10 March 2014).

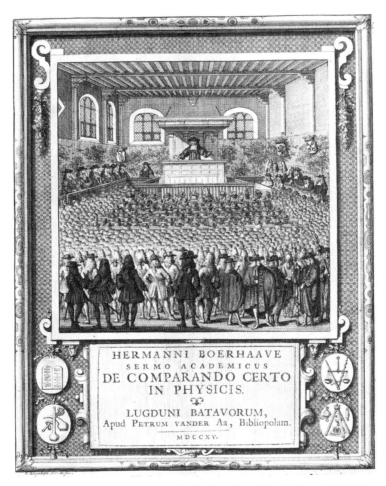

图36 授课中的布尔哈夫。来自《医学比较研究》。出版者:范·德·亚莱顿,1715年(收藏于惠康图书馆[11])

36 授课中的布尔哈夫

赫曼·布尔哈夫（1668—1738年）是一位荷兰内科医生和医学教育家。他也是荷兰莱顿大学的植物学和医学教授，并在那里进行了医学改革。他描述了布尔哈夫综合征——因呕吐而引起的食管撕裂。

如安德鲁·麦克菲尔所言："布尔哈夫每天讲课5个小时，虽然他的医院只有12张病床，但他通过运用托马斯·西德纳姆的研究和治疗方法，使医院成了欧洲的医学中心"[2]。布尔哈夫是一位知名的教授，而且他对医生的要求很高。以下是布尔哈夫对当时医生的评价："如果我们将自医疗诞生以来为数不多的真正的'医神之子'做过的好事，与众多医生做过的恶行相比，毫无疑问，如果世界上没有医生的话，情况会好得多"[3]。

这张图展示了布尔哈夫在莱顿大学讲课时的场景，图片来源于一本他所出版的书籍的扉页。他的讲课特别出名，吸引了来自欧洲各地的学习者。这张图着重展示了他的伟大成就，他不仅站的位置高于众人，而且在体格上显得更高大。他的衣着和体型都彰显了其异于常人的体格和智慧。

注释

[1] Copyrighted work available under Creative Commons Attribution only licence CC BY 2.0, see http://creativecommons.org/licenses/by/2.0/.
[2] MacPhail A. An address on the source of modern medicine. BMJ 1933;l(3767):443-447.
[3] Tan SY, Hu M. Hermann Boerhaave (1668-1738): 18th century teacher Extraordinaire. Singapore Med J 2004; 45(1):3-5.

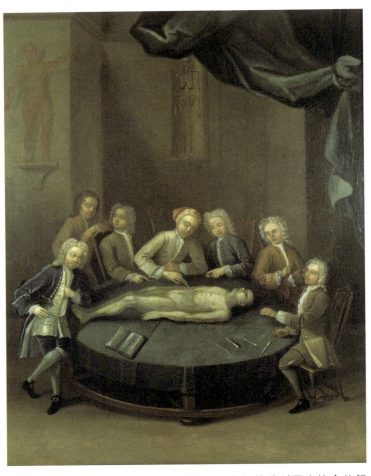

图 37 威廉·切塞尔登在英国伦敦的理发师兼外科医生协会的解剖教室向 6 位观众做解剖示范。油画,约 1730—1740 年(收藏于惠康图书馆[11])

37 做解剖示范的威廉·切塞尔登

威廉·切塞尔登（1688—1752年）是一位英国的解剖学家和外科医生。他出版了两本书：《人体解剖学》和《骨骼解剖》，它们是医学教育的重要典籍。他倡导实用解剖学，并批判那些过细地划分和描述身体组成部分的人，"这样的划分与描述超过了实用知识范畴，它困扰着学习者，并使科学变得晦涩难懂"[2]。这两本书在那个时代以英文出版是具有革新性的，因为当时的医学书籍多以拉丁文书写。英语的简便性无疑使这两本书能被更多人阅读；优美的配图也同样为书增添了不少吸引力。切塞尔登意识到了图片相对于文字的优势。在《骨骼解剖》的首页中，他写道："我认为长篇大论是无效的，这样的图片会比那些最完整的描述更能说明问题"。

切塞尔登鼓励并提出打破理发师和外科医生之间的联系，他认为这种关系制约了外科学的发展。1745年他帮助建立了外科协会，即后来的皇家外科协会。

该油画描绘的场景肯定发生在外科医生和理发师之间的联系中断之前，地点位于理发师兼外科医生协会的解剖教室。这张图最引人注目的是学习者正在进行观察、倾听和讨论等各种活动。

注释

[1] Copyrighted work available under Creative Commons Attribution only licence CC BY 2.0, see http://creativecommons.org/licenses/by/2.0/.
[2] https://archive.org/stream/anatomyofhumanbo1750ches#page/n9/mode/2up (accessed 9 March 2016).

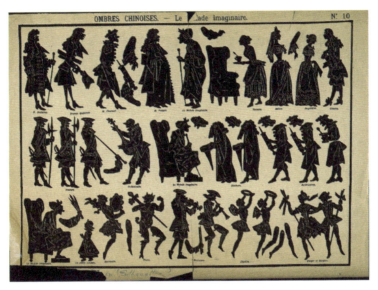

图 38 莫里哀剧作《无病呻吟》中的角色。剪影,彩色套印。根据让·巴蒂斯特·波克兰·莫里哀的剧作制作(收藏于惠康图书馆[1])

38 莫里哀剧作《无病呻吟》中的角色

《无病呻吟》是莫里哀创作的三幕剧，初次搬上舞台是在 1673 年的法国巴黎。这是一部对社会、医学和医学教育的讽刺剧。剧中一位名叫迪亚福鲁斯的医生谈及他正在学医的儿子托马斯时说："他从来没有表现出活跃的想象力，他也不具有在别人身上可见到的敏锐之智。但正是这些特质让我预见到他具有很强的判断力，这是实践医学这门艺术必不可少的一种素质……经过艰苦努力，他最终光荣毕业了。我可以毫不谦虚地说，他在校的两年时间内，在学校的各类辩论中，没有哪个选手表现得比他更出色。他使自己变得强大，如果缺少他的基于反方案例的辩驳，没有一个论点可以被推进到终极辩论。"[2]

《无病呻吟》嘲讽了医生的贪婪、虚荣、无知和缺乏关怀。而这幅作品描绘了该剧人物怪诞的能力，这也是将人物剪影化后所能看到的。让人们意想不到的是，莫里哀在扮演该剧中的忧郁症患者时晕倒在舞台，肺结核引起他的肺动脉出血，他也在事故发生数小时后去世。

注释

[1] Copyrighted work available under Creative Commons Attribution only licence CC BY 2.0, 1673, see http://creativecommons.org/licenses.

[2] Moliere JP. Le Malade Imaginaire, see http://www.gutenberg.org/files/9070/9070-h/9070-h.htm (accessed 9 March 2016).

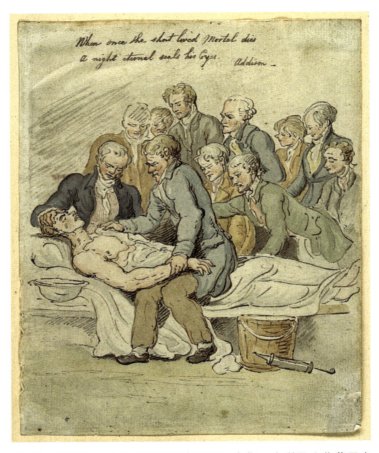

图 39　围在临终患者周围的医生和医学生们。水彩画（收藏于惠康图书馆[11]）

39 围在临终患者周围的医生和医学生们

丹尼斯·希尔说:"医学教育不是没有疼痛与焦虑,疾病和死亡本身就是令人痛苦和震惊的。"[2]

医学教育者常常难以对医学生和初级医生提及死亡。大多数医生都可以记起在职业生涯中面对的第一个死亡的患者,这是终生难忘的经历。然而,是否以及如何在病床旁讲授姑息疗法是个两难的问题。如何才能平衡患者及其家庭的隐私和尊严与学生实践学习的需求呢?

在这张图中,一群医生和学生围在一位临终患者周围。不过,这张图背后没有呈现的东西和它显示出来的一样重要。患者的家人在哪里?护士在哪里?另一方面,图片中这些人也许愿意看到以下东西的缺失:静脉输液、插管设备、心肺监测和其他现代仪器及临终关怀。图片顶部的题词如下:

当一个短命的凡人逝去时,

黑夜永远封闭了他的双眼。

注释

[1] Copyrighted work available under Creative Commons Attribution only licence CC BY 2.0, see http://creativecommons.org/licenses/by/2.0/.

[2] Hill D. Acceptance of psychiatry by the medical student. BMJ 1960; 1:917

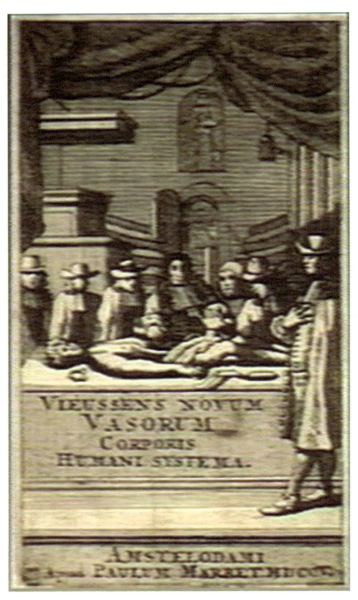

图 40 一例解剖：六名学生观摩解剖师划开尸体的肚皮露出内脏。雕刻品，1705 年，模仿雷蒙德·维森的作品。出版者：保罗·马雷特，荷兰阿姆斯特丹（收藏于惠康图书馆[1]）

40 一例解剖：六名学生观摩解剖师划开尸体的肚皮露出内脏

"我坚持认为在公共解剖课中，学生们应该尽可能多地参与和练习，以使他们中间即使训练最少的那一个也能在一群人面前，用自己的双手准确地解剖一具尸体；而且学生们通过互相比较学习，能更好地理解医学中关于解剖的这一部分。"

安德鲁·维萨里[2]

几个世纪以来，通过解剖操作来学习是医学教育的核心组成部分。如今，人们仍对尸体解剖在医学教育中的作用争论不休。毫无疑问，尸体解剖肯定有助于提高观察力及自我学习的能力，同样也能够提高解剖技巧，尽管它在此方面的有效性一直受到质疑。正如柯林斯所说"尸体解剖既浪费钱，又耗费时间，还会影响一些学生的情绪""这些保存下来的身体组织并不总是能提供关于活体的准确印象"[3]。像医学教育中的很多方法一样，解剖的作用取决于它被使用的环境。对于外科研究生来说它也许很有用，但对于一般的医学生来说就没那么有用了。

在这张图片里，学习者参与其中并能近距离观察解剖。但我们并不清楚站在前面的人是谁。他是一个密切注意着入侵者的警卫？还是一个正在指导解剖师和学生们的老师？

注释

[1] Copyrighted work available under Creative Commons Attribution only licence CC BY 2.0, see http://creativecommons.org/licenses/by/2.0 .
[2] De Humani Corporis Fabrica Libri Septem, 1543, see http://www.e-rara.ch/bau_l/content/titleinfo/629902 7 (accessed 9 March 2016).
[3] Collins J. Modern approaches to teaching and learning anatomy. BMJ 2008;337:al310.

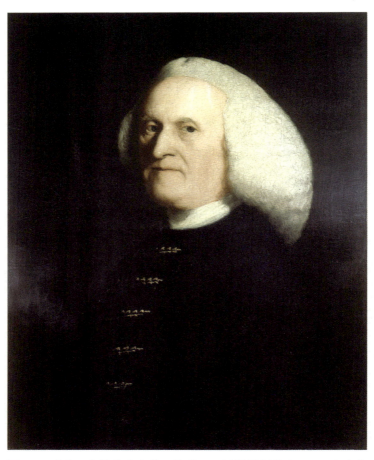

图 41 威廉·亨特的半身像。约书亚·雷诺兹创作于 1782 年（收藏于惠康图书馆[1]）

41 威廉·亨特

威廉·亨特（1718—1783年）是一位苏格兰内科和产科医生，还是一位医学教师。他毕生热衷于将自己的知识传授给他人，而且致力于把欧洲的医学理念引入英国医学。他最初在圣乔治医院接受解剖训练，随后逐渐成为全伦敦最受欢迎的产科医生之一。

关于培养一名医生的最好方法，他的想法是："如果让我把一位合适的人选通过最为直接的路径培养成他所在领域的优秀人才，我将选择让他做一个注重实践的解剖师，让他在一所大医院里照顾患者，解剖尸体。[2]"当然，关于他对医学及医学教育领域的奉献毋庸置疑。他能做到"一直工作到支撑不住而跌倒在地，生命垂危之时依然在上课"[3]。亨特将他所有的收藏都留给了格拉斯哥大学，这些收藏现在被放在这所大学的亨特博物馆，其目的是帮助这里的学生学习。这幅油画的作者是约书亚·雷诺兹，18世纪的一位肖像画家，皇家艺术院的首任主席。

注释

[1] Copyrighted work available under Creative Commons Attribution only licence CC BY 2.0, see http://creativecommons.org/licenses/by/2.0/.

[2] Last Course of Anatomical Lectures, Lecture 2, see https://archive.org/details/b21441145 (accessed 9 March 2016).

[3] Garrison FH. An Introduction to the History of Medicine. Saunders: Philadelphia, PA; 1914.

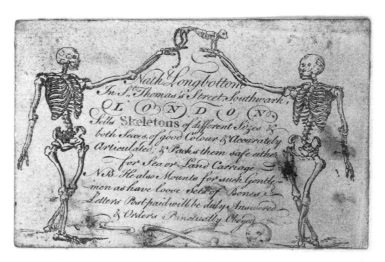

图 42 骨骼供应商纳撒尼尔·朗博特的商业名片,他住在英国伦敦萨瑟克区圣托马斯街(收藏于惠康图书馆[11])

42 骨骼供应商纳撒尼尔·朗博特的商业名片

这张图是一张商业名片，名片的主人名叫纳撒尼尔·朗博特，是一位骨骼供应商，住在英国伦敦萨瑟克区圣托马斯街。这有可能是一张18世纪中叶打印的商业名片，尽管无法确定确切的日期。名片上写着：朗博特可提供不同型号和性别的骨骼，而且骨骼的成色良好，组装得也很精确。他可能是给医学生和当地医学院供应骨骼，但也承诺可以通过陆地和海上运输骨骼。

朗博特是一位很有企业家精神、办事一丝不苟、效率很高的人，他能够为客户将松散的骨骼组装成套，而且准时送货。他的客户大多来自附近的圣托马斯医院。这里是大多数骨骼的最终目的地，但是朗博特是从哪里获得这些骨骼的尚不可知。

这张名片的设计非常具有想象力，骨架的胳膊架在一段文字的上方，而且支撑着一只猴子的骨架。但正文的语气很谦恭，几乎可以说是卑微。很明显朗博特是一个商人，在与那些医生们和可能成为医生的人们打交道时必须展示自己的谦逊。如果能看到价钱的话将很有趣，但提起钱也许会被认为太过粗俗。

注释

[1] Copyrighted work available under Creative Commons Attribution only licence CC BY 4.0, http://creativecommons.org/licenses/by/4.0/.

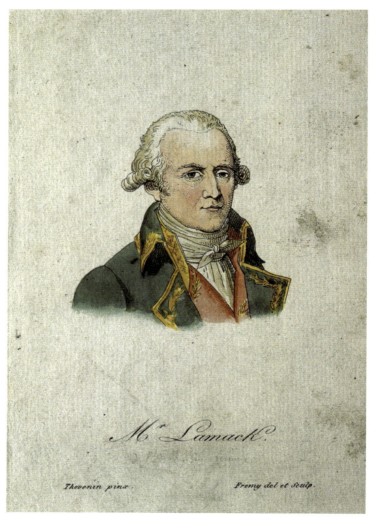

图 43　拉马克。弗雷米模仿戴维宁的画作而制作的让·巴普蒂斯特·皮埃尔·安托万·德莫内·拉马克的彩色蚀刻版画（收藏于惠康图书馆[1]）

43 拉马克

让·巴普蒂斯特·皮埃尔·安托万·德莫内·拉马克（1744—1829年）是一位法国大学教师、学者和生物学家。拉马克最初是法国军队里的一名战士，他健壮的体格和强大的精神意志令长官们印象深刻。但是，一场疾病迫使他过早地从军队退役，因此他决定去学医，然后学习植物学和生物学。拉马克小心翼翼地在法国革命的政治夹缝中生存，他被任命为法国巴黎国家自然历史博物馆的无脊椎动物学科教授。

他的职责就是要为生物学和医学留下一份永恒的遗产。他在无脊椎动物分类和获得性遗传等领域都发表了著作。他一直致力于发现新知识并将其传授给其他人："仅仅发现和证明一条以前不为人知的有用的真理是不够的，传播真理并让其广为人知同样重要"[2]。

今天，对于学习生物学和进化学，甚至是医学史的学生来说，拉马克仍然是一位有争议的人物。一些历史学家认为拉马克被神化了，"关于拉马克的误传引起了一件更荒谬的事情：课本上将拉马克和达尔文放在一场神话般的比赛中进行比较，并最终让达尔文胜出"[3]。而真相可能是：医学和医学教育需要故事，也会为了传达一些信息精心杜撰一些故事。

注释

[1] Copyrighted work available under Creative Commons Attribution only licence CC BY 2.0, see http://creativecommons.org/licenses/by/2.0/.
[2] Philosophie Zoologique, 1809, see http://www.goodreads.com/quotes/979655-it-is-not-enough-to-discover-and-prove-a-useFul (accessed 9 March 2016).
[3] http://www.textbookleague.org/54marck.htm (accessed 6 April 2015).

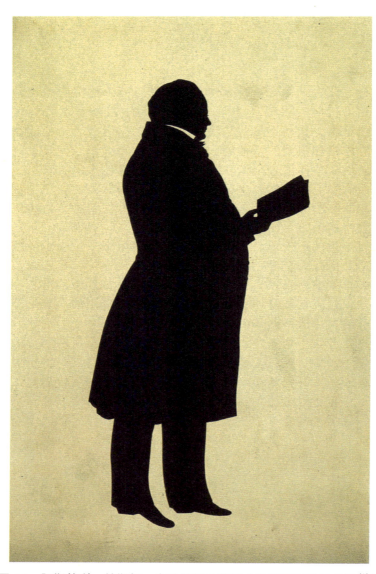

图 44 阿斯特利·帕斯顿·库珀男爵的剪影(收藏于惠康图书馆[1])

44 阿斯特利·帕斯顿·库珀

阿斯特利·帕斯顿·库珀（1768—1841年）是一位英国的外科医生和解剖学家，他在英国皇家外科学院任教，并且是连续三位帝王的外科医生。他发现了一系列疾病和解剖学结构——从库珀病（乳腺囊肿）到库珀韧带（胸部韧带）。他是一位敬业的教师和学者，他曾说过："不存在获取知识的捷径"，并且愿意承认自己的错误："我自己犯了许多错误，在学习眼部解剖时我做坏了很多。最好的外科医生就像最好的将军，应该是犯错最少的那个"[2]。

不仅在那个年代，即使是在此后的150年里，愿意承认错误并从错误中学习都是不常见的。不过，现代医疗的质量控制改进运动改变了这种医学文化。提高品质的第一步就是认识到问题的存在并进行审核[3]。随后，才能开始关于改进品质的具体过程。库珀也要求他的同事在做决定的时候站在患者的角度来考虑："在我们履行职责时，这种信念应该始终指导着我们。我们应该把患者当成我们自己，我们应该问问自己，在类似的情况下，我们是否会向我们即将遭受的病痛和风险屈服"[4]。

注释

[1] Copyrighted work available under Creative Commons Attribution only licence CC BY 2.0, see http://creativecommons.org/licenses/by/2.0.
[2] Fraser's Magazine (Nov.1862),66,574.
[3] Walsh K, Gompertz PH, Rudd AG. Stroke care: How do we measure quality? Postgrad Med J 2002;78(920):322-326.
[4] Cooper BB. The life of Sir Astley Cooper, Vol.2.1843,p.207.

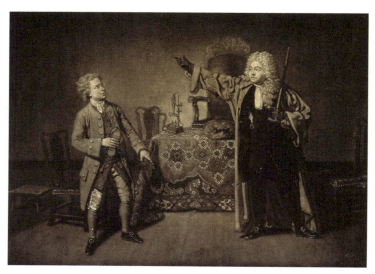

图 45 对助手大喊大叫的医生,铜版雕刻(收藏于惠康图书馆[1])

45 对助手大喊大叫的医生

这是一个我们可能希望将其遗弃在历史长河的场景——一名医生正在对他的助手大喊大叫。如果不是,那么下面这两句话也许会帮助说服那些不相信欺凌的毫无价值和伤害性的人。首先,约翰·柯里尔在谈及欺凌为什么没有价值时写道:"欺凌、恐吓和羞辱是维持所有等级制度的关键,但我仍然找不到证据证明它对医生的培养有任何好处"[2]。其次,戴安娜·伍德对欺凌伤害性的看法是:"欺凌和骚扰对学生和医生的身心健康造成负面的影响。医务人员的整体道德准则,以及为了该行业能继续补充新人并挽留人才,都要求我们继续努力解决这些问题"[3]。

不幸的是,在医学及医学教育里的欺凌现象仍然不只是在历史教科书中看到的现象——现在它依然是一个不容忽视的重要问题。受训的医学生和医生是常见的欺凌对象。等级森严的医学制度很可能为欺凌提供便利——最初被欺凌的学生一旦成为上级,也会变成欺凌别人的人,恶性循环就是这样形成的。

在这幅图里,助理受到惊吓并感到困惑,这种情况下他不太可能学到东西或者执行下达给他的命令。

注释

[1] Copyrighted work available under Creative Commons Attribution only licence CC BY 2.0, see http://creativecommons.org/licenses/by/2.0/.
[2] Collier J. Personal view. Medical education as abuse. BMJ 1989;299:1408.
[3] Wood DF. Bullying and harassment in medical schools. BMJ 2006;333:664.

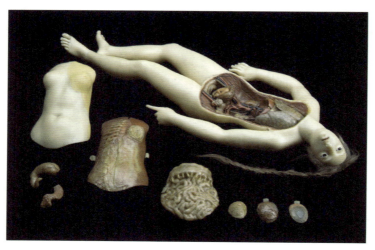

图46　斜躺着的蜡质女性人体解剖模型。克莱门特·米开朗琪罗·苏西尼 1771—1800 年制作于意大利佛罗伦萨（收藏于伦敦科学博物馆，惠康图片[1]）

46 斜躺着的蜡质女性人体解剖模型

在17、18世纪的医学教育中常使用蜡质的人体解剖模型，通常为男性，女性人体模型则用来强调女性身体的不同。数个世纪以来，学习解剖学（无论通过何种方式）都在医学教育中占据着主导地位。直到20世纪，有人开始质疑这种教育的临床实用性："许多解剖学、生理学和病理学的老师指导他们的学生，就像学生注定要成为解剖学家、生理学家、病理学家（也许在那些没有临床学院的大学里这种现象更为显著），但是他们中十之八九最后注定会成为医生"[2]。

这个女性人体解剖模型很吸引人。它的目的是医学教育，但却引发了许多疑问：为什么它有头发？为什么它有如此动人的眼神？为什么要用这样的姿势？几个世纪以来，这类模型激起了观众的兴趣，也引发了不同的看法。它们的目的不仅仅是为了教育，也是为了引起好奇和探索的欲望。这些女性人体模型平静地斜躺着，一些人认为如果它们的内部解剖结构没有被暴露的话将会更诱人。这些模型是由意大利雕塑家克莱门特·米开朗琪罗·苏西尼制作的。他制作的模型是基于那些被部分解剖的尸体。

注释

[1] Copyrighted work available under Creative Commons Attribution only licence CC BY 4.0, http://creativecommons.org/licenses/by/4.0/.

[2] Ryle JA. The student in irons. BMJ 1932;1:587.

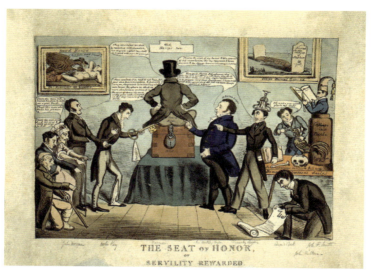

图47 英国伦敦盖氏医院的独裁财务主管本杰明·哈里森,与阿斯特利·库珀男爵的私交甚好。克鲁克申克创作的彩色石版画,1830年(收藏于惠康图书馆[1])

47 英国伦敦盖氏医院的独裁财务主管本杰明·哈里森

本杰明·哈里森（1771—1856年）是英国伦敦盖氏医院的财务主管，他是一个独裁的，甚至是专横的管理者，同时代的人称他为"哈里森王"[2]。但他却是医学院成功的背后推动力量，并见证了它的迅速扩张。他是否是最早认识到资金支持对于医学教育的重要性的人之一？1个世纪以后，托马斯·克利福德·奥尔巴特写了一篇文章，极力地支持这一观点，他说："我们可以毫不犹豫地说，所有医疗教育的改善都将花费金钱，让我们在这一点上达成共识"[3]。

在现代，医学教育成本的增长已经引发了新的思考，那就是如何确保学生、教育机构和投资者从投资中获得最大回报[4]。首先要确保所有和医学教育相关的支出都必须做出说明，而且教育机构资金使用情况要公开透明。其次必须对医学教育进行适当的成本分析，包括成本效能分析、成本收益分析、成本实用性分析或成本可行性分析。

这幅石版画显示了财务主管的盛气凌人：坐在他的箱子上，高高在上，刻意无视周围的恳求者。

注释

[1] Copyrighted work available under Creative Commons Attribution only licence CC BY 2.0, see http://creativecommons.org/licenses/by/2.0.

[2] http://www.oxforddnb.com/templates/article.jsp? articleid=12431&back=,12432 (accessed 10 March 2014).

[3] Allbutt TC. Medical Education in England: A Note on Sir George Newman's Memorandum to the President of the Board of Education. BMJ 1918;2:113.

[4] Walsh K, Rutherford A, Richardson J, Moore P. NICE medical education modules: An analysis of cost-effectiveness. Educ Prim Care 2010;21(6):396.

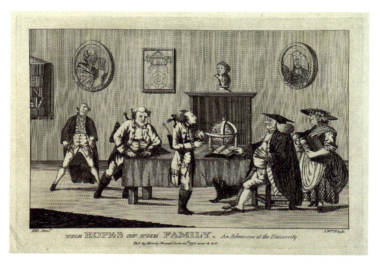

图 48　一名不合格入学者由其父亲引荐给大学官员。威廉姆斯制作的蚀刻版画，1772 年。该作品模仿自亨利·威廉·邦伯里的作品。出版者：达利，伦敦，1772 年 6 月 10 日（收藏于惠康图书馆[1]）

48 一名不合格入学者由其父亲引荐给大学官员

如何挑选医学院的学生，在这个行业一直是个难题。人们尝试过各种各样的办法，比如单用一种办法或几种办法联合使用。这些方法包括有组织的面试、认知能力测试、个性测试、情景判断测试、多重小型面试、集中选拔和推荐信等。这些方法在可信度、合法性、可行性或成本及受试者可接受性等方面各有利弊。

我们学到了什么经验教训呢？当然，麦基翁说得很对，"去批评现行的挑选程序要比设计一个更好的程序简单得多"[2]。无论如何，我们已经认识到了正确挑选学生的重要性。亨利·迪克斯曾问道："难道医学教育的入学把关者们必须等到后悔不已，才会知道他们究竟干了什么吗？[3]"最终，一个程序化的选择途径很可能是最佳做法。而且随着研究的长期跟进，我们将会找到更多的评估办法来预测申请入学者的能力。

这张图中暗示的被医学院录取的方法不像是有预见性的、程序化的或最佳做法。这张蚀刻版画的原版是由英国讽刺画家亨利·威廉·邦伯里创作。

注释

[1] Copyrighted work available under Creative Commons Attribution only licence CC BY 4.0, http://creativecommons.org/licenses/by/4.0.

[2] McKeown T. Personal view. BMJ 1986:293:200.

[3] Dicks HV. Medical education and medical practice. BMJ 1965;2:818.

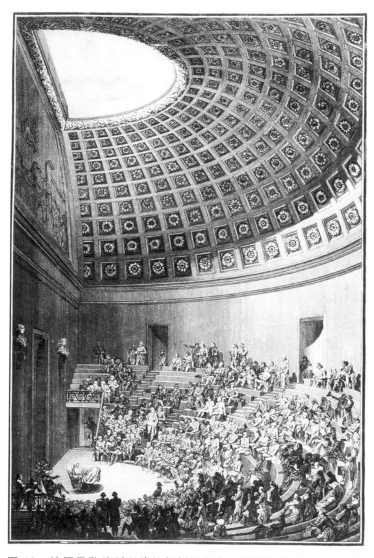

图 49 法国巴黎外科学院的解剖学教室。法国巴黎外科学院阶梯式讲堂里解剖演示的场景,来自:《外科学校的记述》。作者:雅克·贡多因。出版:皮尔斯,巴黎,1780 年,编号:XXIX(收藏于惠康图书馆[1])

49 法国巴黎外科学院的解剖学教室

这所法国巴黎的外科学院创建于 1774 年，它最出名的就是半球形阶梯式讲堂，解剖和解剖学讲座都在这里进行。这座讲堂由法国建筑设计师雅克·贡多因设计，最多可容纳 1200 人，面向公众和医学生开放。这座讲堂的存在进一步巩固了巴黎作为卓越医学教育中心的美誉。这座讲堂设定的标准是其他学校追求的目标：根据威廉·亨特的说法，"其他地方的先生们可能有机会在整个冬季学习解剖的艺术，就像在巴黎外科学院的讲堂里一样"[2]。

从这张图中能看到半圆形讲堂的规模和氛围——感觉它就像解剖学的大教堂。正如贡多因所描述的，这座建筑是"一座国王的慈善纪念碑……它应该具有与之功能相匹配的庄严特征；一所能够从世界各地吸引众多学生的学校，应该表现出它的开放和便利"[3]。

如今这座建筑是巴黎笛卡尔大学总部的一部分。

注释

[1] Copyrighted work available under Creative Commons Attribution only licence CC BY 2.0, see http://creativecommons.org/licenses/by/2.0/.

[2] Tweedy J. The Hunterian Oration: Delivered before the Royal College of Surgeons of England, February 14th, 1905. BMJ 1905; 1:341.

[3] Braham A. The Architecture of the French Enlightenment. Berkeley, CA: University of California Press; 1980.

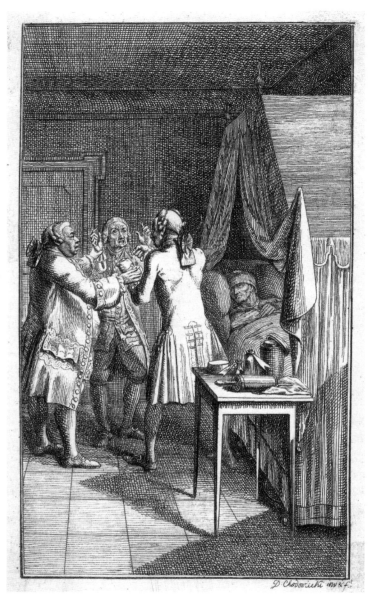

图 50 争论不休的医生和被忽视的患者。乔多夫斯基创作于 1781 年的蚀刻版画。出版者：莱比锡，1781 年（收藏于惠康图书馆[1]）

50 争论不休的医生和被忽视的患者

"让年轻人知道他们将永远无法找到一本比患者本身更有趣的、更有启发性的书"。

乔治·巴格里维[2]

在现代医学教育里,患者可以是讲师、辅导员、领导者、顾问、课程设计者及更多其他角色。医学和医学教育可以从患者身上受益无穷。医学教育的问题不再是患者是否应该参与治疗,而是他们如何参与及如何克服障碍紧密参与的问题。

首先,所有患者应被纳入教育队伍——理想状态是患者应该成为医生所服务区域的当地居民的代表。被纳入的患者应做好准备,这样他们才有能力胜任赋予的任务。在最初的准备阶段之后,许多患者还需要持续的支持。最后,患者应该得到这种参与带来的某种形式的肯定。这种肯定的形式可以是有经济补偿的,也可以是非金钱的回馈,比如颁发特殊的证书。

忽视患者,独自争论不休的医生已经不合时宜了,无论是在医学教育还是临床诊疗中,患者都应该成为合作伙伴。

注释

[1] Copyrighted work available under Creative Commons Attribution only licence CC BY 2.0, see http://creativecommons.org/licenses/by/2.0.

[2] http://medicalstate.tumblr.com/post/6597839959/let-the-young-know-they-will-never-find-a-more (accessed 9 March 2016).

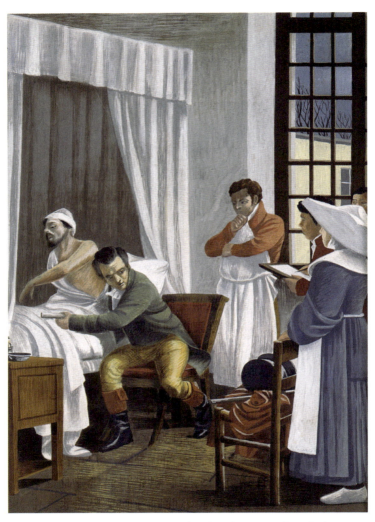

图51　雷奈克。何内·希欧斐列·海辛特·雷奈克正在法国巴黎内克尔医院为一位肺结核患者听诊。由查特朗创作的水粉画（收藏于惠康图书馆[1]）

51 雷奈克

何内·希欧斐列·海辛特·雷奈克（1781—1826年）是一位法国内科医生，也是听诊器的发明者。在雷奈克发明听诊器之前，医生只能通过将耳朵紧紧贴在患者胸壁上做心肺听诊。这在检查女性患者时会很尴尬，而且在检查肥胖患者时也不是很有效。雷奈克的听诊器克服了以上两个问题。听诊器的最初设计是一个圆筒，医生把一端抵在患者胸壁上，另一端抵在自己的耳朵上进行听诊。雷奈克是第一个在诊断肺部疾病时提出湿啰音和捻发音的医生。他是法兰克福大学的医学教授，45岁时因肺结核去世。他将听诊器留给了一个亲戚，并说这是"我一生最大的馈赠"[2]。

图中雷奈克在为一名结核患者听诊。这幅油画由法国宣传画画家西奥博尔德·查特朗绘制。西奥博尔德在画作中传达了这样的信息：患者皮肤灰暗、瘦弱、几乎毫无生机，而雷奈克却精神饱满、充满热情。他的团队聚集左右，凝视着这个伟大的人。

我们还可以从雷奈克教授第一次用自己的方法为一位年轻女性做检查的描述中感觉到这种激情："我拿了一张纸紧紧地卷成一个筒，一端贴在患者的胸壁上，我凑到另一端去听，惊喜地听到了强有力的、清晰的、更容易分辨的心跳声，这是以前用耳朵直接贴着胸壁听不到的"[3]。

注释

[1] Copyrighted work available under Creative Commons Attribution only licence CC BY 2.0, see http://creativecommons.org/licenses/by/2.0/.

[2] http://en.wikipedia.org/wiki/Ren%C3%A9_Laennec(accessed 9 March 2016).

[3] Porter R. The Cambridge Illustrated History of Medicine. Cambridge University Press: Cambridge, UK; 2001, pp.173-174.

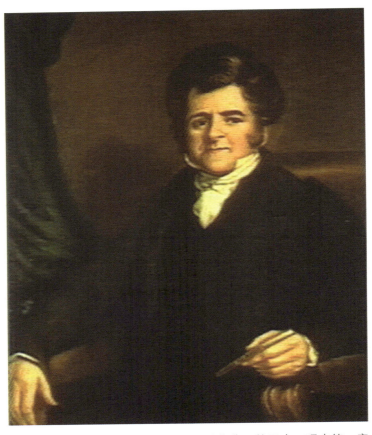

图 52　理查德·布莱特的肖像画。模仿弗雷德里克·理查德·赛依绘制的油画（收藏于惠康图书馆[1]）

52 理查德·布莱特

理查德·布莱特（1789—1858）是一位英国内科医生、教育家和研究员。他在英国伦敦盖氏医院对肾脏疾病进行研究，最终发现了肾炎这种疾病——过去被叫作"布莱特病"。与他同时期在盖氏医院工作的还有托马斯·艾迪生和托马斯·霍奇金。布莱特是一个具有奉献精神的导师，他鼓励学生以患者为中心："想要学习的人必须每天去查看急症患者。多数情况下，一天两次也不算多"[2]。

人们对现代医学教育的批评之一就是放弃了布莱特推荐的以患者为中心的学习模式。本科生和研究生及他们的导师都抱怨没有足够的时间接触足够数量的患者，无法学到疾病的自然发展过程。纵向综合实习是一种近期才开始尝试的、可以克服这些问题的学习模式。它使学生能对患者进行长期追踪随访，对从发病到治愈（或死亡）的整个过程进行密切观察。这种方法旨在为医疗保健提供更宽广的视野，同时帮助学生与患者及其家庭建立一种长久的联系。布莱特应该会赞同这种方法。

这幅非常正式的肖像画是弗雷德里克·理查德·赛依创作的。赛依首先是一位肖像画画家，同时也为布莱特绘制病理标本。

注释

[1] Copyrighted work available under Creative Commons Attribution only licence CC BY 2.0, see http://creativecommons.org/licenses/by/2.0/.
[2] Reports of medical cases. The Oxford Dictionary of Medical Quotations. Oxford, UK: Oxford University Press.

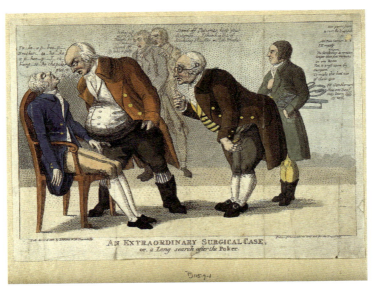

图 53　围在呕吐患者周围疑惑不解的医生和医学生们。彩色蚀刻画，绘制于 1800 年。由福雷斯出版，伦敦，皮卡迪利大街 50 号，1800 年 4 月 18 日（收藏于惠康图书馆[1]）

53 围在呕吐患者周围疑惑不解的医生和医学生们

医学教育中患者的角色在数个世纪以来不断地变化着。在过去的医学教育中,患者大多数时候扮演安静的道具和被操作的对象。最糟糕的一点是,这种角色意味着患者失去人格,并不被当作完整的人来对待。伊恩·盖伊精确地记录了这个情况:"我在5号病床上看到一个脾脏,在10号病房见到要置换的髋关节,到处看到的都是单独一个脏器和假体,没有实体的人"[2]。

随着医学教育逐渐深化到"以患者为中心",有人担心这种演变很可能会矫枉过正,可能会产生一批"善解人意的庸医"。那么有没有一个折中方案呢?根据拉南·吉隆所述:"令人愉快地、温暖地、关怀地,在适当情况下富有同情心地对待患者,与具备医学和科学研究能力,这二者并不相互排斥"[3]。

19世纪的师生们是如何以患者为中心的,这值得怀疑。图片中背景里的学生们表情惊愕,但这并不是由于患者的困境。旁边的说明文字是这样写的:"这就是我们花了钱所能接受的教育吗?"

注释

[1] Copyrighted work available under Creative Commons Attribution only licence CC BY 2.0, see http://creativecommons.org/licenses/by/2.0.
[2] Guyl Curious and curiouser? BMJ (Published 17 June 2003).
[3] Gillon R. Doctors and patients. BMJ 1986;292:466.

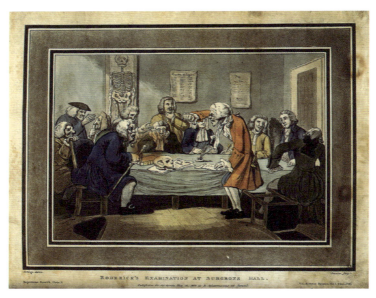

图 54 大厅里应对执业医生资格委员会考官们的苏格兰医生罗德里克·蓝登。彩色版画,由施泰德模仿科林斯,取材于斯摩莱特,1800 年。出版者:阿克曼斯,伦敦(收藏于惠康图书馆[1])

54 大厅里应对执业医生资格委员会考官们的苏格兰医生罗德里克·蓝登

罗德里克·蓝登是苏格兰诗人和小说家托比亚·斯摩莱特创作的小说中的人物。小说《罗德里克·蓝登历险记》（1748年）描写了主人公蓝登当医学学徒的经历。蓝登打算作为一名外科医生加入海军，在那之前需要通过外科学医生资格委员会考官们的面试。他回答了一系列问题，但是考官们对他的回答无法达成一致意见，所以他被要求离开房间。他最终通过了考试。

这让人们想起了约翰·罗恩·威尔逊对皇家外科学院的描述。根据威尔逊的描述，学会会员的职位"都是通过考试来决定的，理论上讲，所有的会员都是平等的，就如同理论上所有的官员都是绅士一样"[2]。

画中描述的考试场面非常混乱：一个考官站起来，另一个指手画脚，还有一个手抱着头。他们的表现几乎都与考试无关。然而这只是蓝登经历过的诸多奇遇之一。这部小说讽刺了医学界、军队及神职人员的虚伪与腐败。

注释

[1] Copyrighted work available under Creative Commons Attribution only licence CC BY 2.0, see http://creativecommons.org/licenses/by/2.0/.

[2] RicHards P, Stockill S, Foster R, Ingall E. Learning Medicine, 17th edn. Cambridge, UK: Cambridge University Press; 2006.

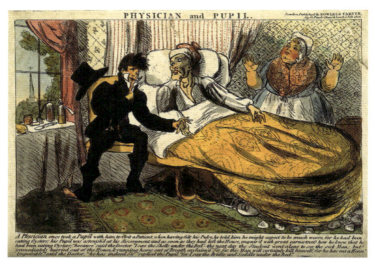

图 55 给患者数脉搏的经验欠缺的实习医生。彩色蚀刻画，作者米尔斯，1806 年，出版商：鲍尔斯 – 卡弗，伦敦，保罗教堂区 69 街，1806 年 2 月 3 日（收藏于惠康图书馆[1]）

55 给患者数脉搏的经验欠缺的实习医生

医学生一直以来都是在病床旁学习,以后也是如此。但问题是如何确保他们能在正确的监管下学到知识,而不会伤害到患者或者自己。纪尧姆·杜普特伦男爵的建议是"少读、多看、多做",但威廉·斯图尔特·霍尔斯特德却写道"经历得过少或者过多都会使实习生感到不安"[2]。每一代师生都需要决定如何在这两者之间取得平衡。

这幅图画中值得反思的是这个医学生的经验和他的知识。最下方的文字揭示了过去医学教育的常态——叙述、故事或笑话。医学生或者患者常常是被嘲笑的对象——有时会成为假新闻的笑柄。这些故事的目的常常是阐述一个临床观点,但描述更多的是关于医学文化和医学教育的内容。这些故事里常见的角色是无知的患者、天真的医学生和睿智的医生。

故事、叙述甚至是笑话仍然在医学教育中起着重要的作用,然而作为专业人员我们最好以自嘲的心态审视自己。

注释

[1] Copyrighted work available under Creative Commons Attribution only licence CC BY 4.0, Http://creativecommons.org/licenses/by/4.0/.

[2] Halsted WS. The training of the surgeon. Bull Johns Hopkins Hosp 1904;15:267.

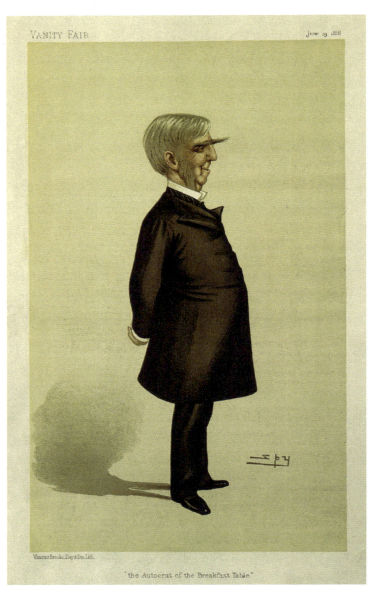

图 56 奥利弗·温德尔·霍姆斯,彩色石版画,作者莱斯利·马修·沃德爵士(笔名为间谍),1886 年(收藏于惠康图书馆[1])

56 奥利弗·温德尔·霍姆斯

奥利弗·温德尔·霍姆斯爵士（1809—1894年）是美国的一位博学家，也是著名的医生、教育家和作家。他创造了"波士顿的婆罗门"这个词语来描述那些波士顿的上流社会——他自己也出身于此。作为一个执着的改革家，他有时会因为医学变革的缓慢而沮丧。他的一个著名言论是："你不可能从死气沉沉的医学传统中得到什么"[2]。然而霍姆斯确实尝试了。他试图将女学生招进哈佛大学医学部，却遭到了学生和系里的反对。他还尝试招收黑人学生，也失败了。他曾提出医生们由于无法确保自己和器械的清洁是造成产褥热在患者之间传播的罪魁祸首，这引起了轩然大波。

图中《早餐桌上的独裁者》描绘的就是霍姆斯，这幅石版画与他的散文同名，作者是莱斯利·马修·沃德，一位著名的艺术家和漫画家。他作画时使用"间谍"这个笔名，因此他的讽刺漫画有时被叫作"间谍卡通"。他的讽刺漫画总是遵循同样的模式，这幅也不例外：霍姆斯的头和身体被明显夸大，被莫名纤细的腿脚支撑着。然而这幅讽刺漫画算是相当和善的了——巨大的眉毛和鬓角给人一种绅士又书卷气浓郁的怪人形象。霍姆斯的学生总是叫他"奥利弗大叔。"

注释

[1] Copyrighted work available under Creative Commons Attribution only licence CC BY 2.0, see http://creativecommons.org/licenses/by/2.0/.
[2] Oliver Wendell Holmes. Medical Essays, Currents and Counter-Currents in Medical Science. 1861. Ticknor and Fields, Boston.

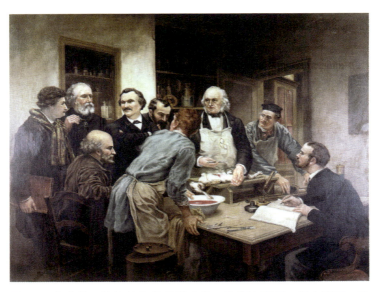

图57 克劳德·伯纳德和他的学生们。临摹自利昂·奥古斯丁·勒米特的油画,1889年(收藏于惠康图书馆[1])

57 克劳德·伯纳德和他的学生们

克劳德·伯纳德（1813—1878年）是一位法国生理学家和科学家。他因描述了体液动态平衡，且第一个推广实验方法学而名扬天下。他认为较之前人书写的知识而言，通过实验真正看到的东西更重要："当我们观察到与既往理论相悖的现象时，应当舍去理论而选择相信现象，即使那些理论是由伟人提出且被广泛认可的"[2]。

伯纳德对学习和科研的态度描述如下："事实上，对知识的强烈渴求是一个人进行研究的唯一动机和支撑，而正是这种知识真正吸引着他并且挥之不去，成为他唯一的痛苦和幸福"[2]。的确，不论年龄如何，一颗对知识强烈渴求的心仍然是所有医学生的基本志向。

再次强调一下，画中师生之间、学生之间互动的景象令人印象深刻。学生们正在观察并做着记录，身体前倾以便更仔细地观察。一个学生似乎有所发现而露出满足的微笑。这幅画由法国现实主义画家利昂·奥古斯丁·勒米特创作。

注释

[1] Copyrighted work available under Creative Commons Attribution only licence CC BY 2.0, see http://creativecommons.org/licenses/by/2.0/.

[2] Claude Bernard. An Introduction to the Study of Experimental Medicine, Paris, 1865.

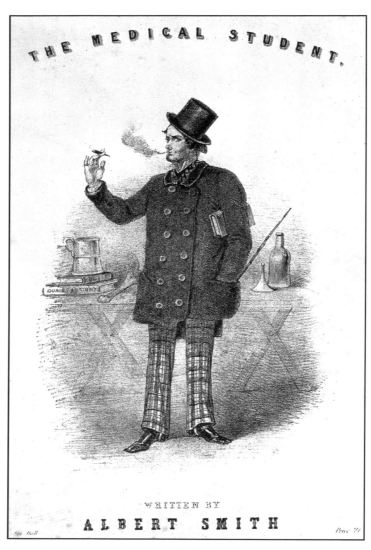

图 58 抽着烟的医学生，桌上摆着酒杯和《奎因解剖学》。石版画，19 世纪，来自：《医学生》（歌曲）。作者：艾伯特·史密斯。出版商：布鲁尔 / 利奥尼·李公司，伦敦（收藏于惠康图书馆[1]）

58 抽着烟的医学生，桌上摆着酒杯和《奎因解剖学》

对于抽烟酗酒的医学生我们该怎么办？基思·鲍尔通过循证及劳动经济学的方法提出一个理论："如果毕业的学生不抽烟，那这个学校能培养出更多能工作到退休的医生"[2]。查尔斯·狄更斯让这个理论更饱满："培养出一群懒惰的、散漫的年轻人，总是抽烟、喝酒、闲逛；培养出一群年轻的活体切割工和活体雕刻工，这简直是对医学院校的侮辱"[3]。

过去，医学院校对抽烟喝酒的学生常常睁一只眼闭一只眼，期望他们能浪子回头，重新成为合格的医生。然而，医生比普通人有更高比例的酒精依赖是不争的事实。这让很多人开始反思医学生的职业态度和医学院校的文化环境。

仔细观察这副石版画就会发现，背景中有一堆小瓶子、骨头和书，还有一本《奎因解剖学》。这本书由琼斯·奎因撰写，是当时主要的解剖学教材，它不应像画中那样被当作杯垫。

注释

[1] Copyrighted work available under Creative Commons Attribution only licence CC BY 2.0, see http://creativecommons.org/licenses/by/2.0.
[2] Ball K Medical students and smoking. BMJ 1970;4:367.
[3] Charles Dickens. The Pickwick Papers. 1837. Chapman and Hall. London.

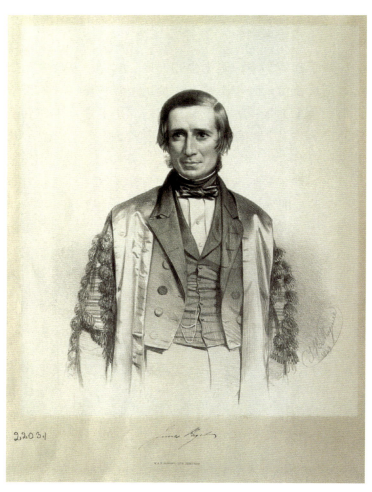

图59 詹姆士·佩吉特爵士。由托马斯·赫伯特·马奎尔创作。石版画：S 7906。图书馆检索码：布格斯，肖像画 2203.1（收藏于惠康图书馆[1]）

59 詹姆士·佩吉特

詹姆士·佩吉特（1814—1899年）是一位英国外科医生兼病理学家，他描述了畸形性骨炎（佩吉特病）和乳腺导管内癌（乳头佩吉特病）。他在医学上的崛起虽然缓慢但不可阻挡。他在本科阶段就获得了许多奖项，甚至发现了新型病原菌，如旋毛虫病的致病微生物——旋毛虫，并因此崭露头角。但刚毕业时，由于贫穷，他无法成为一名家庭外科医生或其助手，只能靠撰写文章或者为皇家外科学会的博物馆收集资料来养家糊口。

后来，持续不断地学习和工作成就了佩吉特的职业生涯，他由一名讲师最终成为维多利亚女王医院一位杰出的外科医生。他于1883年担任伦敦大学副校长，并终身坚持教学与研究。他的名言是："一个睿智的老者曾经这样说过，如果我们当中的年轻人能记住他也并非是一个永远正确的人，那就好了"[2]。

佩吉特的长袍半身肖像画是由著名艺术家和刻板画家托马斯·赫伯特·马奎尔创作的。如图片中所描绘的那样，在学院中穿长袍的风俗可以追溯到中世纪，那时的大学既是宗教场所也是学术场所。

注释

[1] Copyrighted work available under Creative Commons Attribution only licence CC BY 2.0, see http://creativecommons.org/licenses/by/2.0/.
[2] Paget J. An address on the collective investigation of disease. BMJ 1883; 1:144.

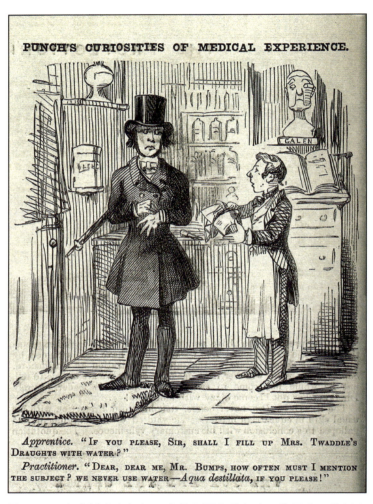

图 60　正在告诉学生如何正确使用语言进行沟通的医生。仿刻自约翰·里奇创作的木版画，1817—1864 年（收藏于惠康图书馆[1]）

60 正在告诉学生如何正确使用语言进行沟通的医生

这幅木版画展示的是一位医生正在告诉他的学生如何正确使用语言进行沟通。然而仔细研究画中的文字可以发现，这种教育很大程度上是满足了医生而不是患者的需求。学生问道："如果您允许的话，我是否可以给特沃德尔太太的药瓶倒满水？"医生答道："哎呀，波普先生，我要提醒你几次呢？我们从来不用水这个词，请说蒸馏水"。正因如此，乔治·萧伯纳讽刺道："所有的专业词汇都是对外行的阴谋"[2]。

这位医生可能给他的学生做了一个坏榜样。近来的医学教育研究发现，行为榜样对于学生具有重要而深远的影响。通过专业课的正规学习已经为教学制定了一些行为规范，然而如果指导教师采用不同的行为规范，那么学生就很可能会学习这些示范。即使它们是一些不专业的行为规范，学生依然照学不误。

这幅作品是英国漫画家约翰·里奇创作的。里奇刚开始在英国伦敦圣巴塞洛缪医院学习医学，但最后放弃了医学而选择成为一名艺术家。

注释

[1] Copyrighted work available under Creative Commons Attribution only licence CC BY 2.0, see http://creativecommons.org/licenses/by/2.0/.
[2] Smith R Profile of the GMC: The day of judgment comes closer BMJ 1989; 298:1241.

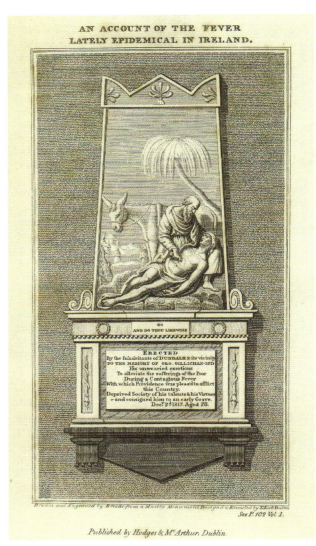

图 61　一位在爱尔兰热病流行期间坚持工作的医生的纪念碑。爱尔兰邓多克市居民为纪念吉奥·吉利坎医生在爱尔兰热病流行时期的贡献而建立的纪念碑。他于 1817 年去世。图片选自《近期在爱尔兰流行的发热症状发生、发展及消退的记录及省内医生的联系方式和各种官方文件》，作者：弗朗西斯·巴克；出版商：鲍德温，克拉多克和乔伊，爱尔兰都柏林：1821（收藏于惠康图书馆[11]）

61　一位在爱尔兰热病流行期间坚持工作的医生的纪念碑

这个纪念碑是"爱尔兰邓多克市居民为了纪念吉奥·吉利坎医生在爱尔兰热病流行时期所做出的贡献而建立的。他于1817年去世"[2]。在爱尔兰热病流行期间，医生会由于害怕自己感染疾病而拒绝为患者诊疗。爱尔兰热病是由斑疹伤寒引起的，贫困阶层的人们及他们的近距离接触者会受到感染，医生和牧师首当其冲。所以医生们有充分的理由担心他们可能会感染上这种疾病，但是吉奥·吉利坎显然是一个令人尊敬的例外。就像詹姆士·布莱克写道的："但是专业人士一定不能抱怨，因为人民的福祉才是至高无上的"[3]。

这个纪念碑描述的是一个旅行者在路边帮助一个患者，这很可能是在暗指"善良的沙玛利安"的典故（"善良的沙玛利安"是一个比喻的说法，其典故出自《圣经·路迦福音10》，指既没有法定义务也没有约定义务，而是出于内心的道德要求无偿对他人进行救助的人）。图片取自弗朗西斯·巴克和约翰·切恩所著的书《近期在爱尔兰流行的发热症状发生、发展及消退的记录及省内医生的联系方式和各种官方文件》。弗朗西斯·巴克是一位医生，同时也是第一所爱尔兰热病医院的创立者。

注释

[1] Copyrighted work available under Creative Commons Attribution only licence CC BY 2.0, see http://creativecommons.org/licenses/by/2.0/.
[2] http://wellcomeimages.org/ (accessed 9 March 2016).
[3] Black J. Dr. Black on medical reform. Prov Med Surg J 1840;1(9):147.

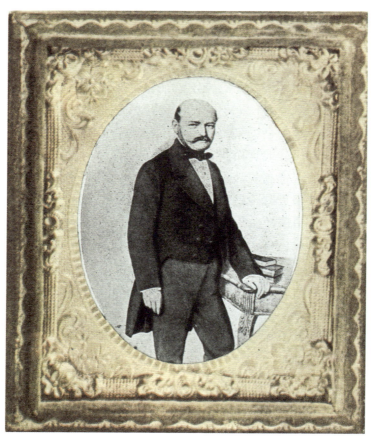

图62 伊格拉斯·菲利普·赛麦尔威斯(收藏于惠康图书馆[1])

62 伊格拉斯·菲利普·赛麦尔威斯

　　伊格拉斯·菲利普·赛麦尔威斯（1818—1865年）是一位匈牙利医生，他发现简单的抗菌措施（如洗手）可以显著降低产褥热的发生率，拯救母亲的生命。赛麦尔威斯同时在两个产科诊所工作，他发现这两个诊所的产妇死亡率明显不同。他仔细研究了这其中可能的原因，然而他能发现的唯一不同是：一个诊所培训的是实习助产士，而另一个培训的是医学生。后来，赛麦尔威斯的朋友雅各布·科尔莱施卡在一次解剖中被学生的手术刀割伤，因随后引发的脓毒症而死亡。赛麦尔威斯马上联想到，这些医学生可能会将解剖中污染的物质传染给孕妇（助产士不参与解剖工作）。他迅速提出了严格的洗手方法，产妇死亡率随之显著下降。

　　然而当时的医疗机构并不认可他的发现。他抱怨道："大多数医学讲堂里的讲座都回荡着流行产褥热的讨论及反对我的理论的声音"[2]。他与医疗机构的斗争愈演愈烈，最终他被送进了疯人院。1865年他因毒血症去世，这很可能是因为遭受疯人院守卫毒打后伤口感染导致的。

注释

[1] Copyrighted work available under Creative Commons Attribution only licence CC BY 2.0, see http://creativecommons.org/licenses/by/2.0/.
[2] Semmelweis I, Carter KC. Etiology, Concept and Prophylaxis of Childbed Fever. Madison, WI: University of Wisconsin Press; 1983/[1861].

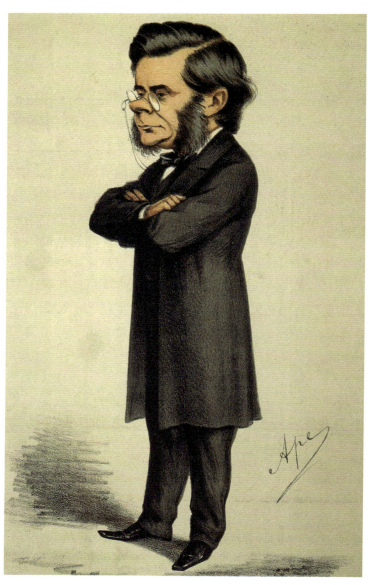

图63 托马斯·亨利·赫胥黎的彩色石版画。作者：卡罗·佩莱格里尼，绰号"猿"，1871年（收藏于惠康图书馆[1]）

63 托马斯·亨利·赫胥黎

托马斯·亨利·赫胥黎（1825—1895年）是一位解剖学家，同时也是达尔文进化论的支持者。他对19世纪医学课程的现代化进程具有强大的影响力。他是首先意识到医学生学会如何学习的重要性的医学教师之一："我十分确信相当数量的年轻人在学医的初级阶段需要花大量时间只学习一个对他们来说全新的内容——如何学习"[2]。赫胥黎对医学教育的首要目标有着直言不讳的看法："也许对于所有教育而言，最有价值的结果就是让学生在必要的时候去做他们应该做的事，而不是喜欢或不喜欢做"[3]。赫胥黎的学识、教育技巧和价值观吸引了大量优质的学生，包括威廉·卢瑟福、埃德温·雷·兰切斯特、迈克尔·福斯特和威廉·弗劳尔。

赫胥黎因为近乎疯狂地捍卫达尔文的观点而被戏称为"达尔文的斗牛犬"。这幅漫画表现了"一只典型的耿直且咄咄逼人的斗牛犬的形象"，创作者是卡罗·佩莱格里尼，绰号"猿"，在《名利场》杂志社工作。

注释

[1] Copyrighted work available under Creative Commons Attribution only licence CC BY 2.0, see http://creativecommons.org/licenses/by/2.0.

[2] Huxley T Introductory address on the intervention of the state in the affairs of the medical profession. BMJ 1883;2:709.

[3] http://thinkexist.com/quotes/thomas_henry_huxley/3.html (accessed 4 April 2015).

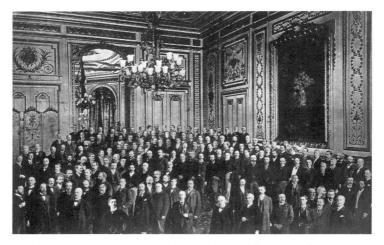

图 64 约瑟夫·李斯特和他的住院外科医生及助手们，1861—1893 年（收藏于惠康图书馆[1]）

64 约瑟夫·李斯特和他的住院外科医生及助手们

约瑟夫·李斯特（1827—1912年）是一位英国外科医生。他将无菌外科概念带到了英国。在路易斯·巴斯德的理论基础之上，他使用碳酸来清洁外科伤口。他要求他的外科团队在手术过程中严格执行无菌技术，将碳酸通过喷雾器进行喷洒。当神情严肃的李斯特走进手术室时，"一群助手列队紧随其后"，一个旁观者就会走上前吟念道"让我们喷洒吧"[2]。李斯特的研究表明，使用抗菌剂、洗手及戴手套能够显著降低外科伤口感染的发生率。赛麦尔威斯在多年前就表述了几乎相同的结果，但是正是由于李斯特的大力推广这些理念才被大众所接受。

以下是李斯特的研究结论："然而，自从抗菌处理被引入手术全过程后，伤口和脓肿都不再散发出腐败的气味，虽然我的病房从严格意义上讲和之前是一样的环境，但性质却完全改变了。在过去的9个月里，病房里没有发生一例脓毒症、坏疽或丹毒"[3]。

众所周知，已退休的李斯特在1902年复出，为爱德华七世的阑尾炎治疗方法提出了建议。他建议在手术中进行抗菌处理，国王最后活了下来。

图片上是李斯特和他的住院外科医生及助手们，超过150人：这算不算是创造了一个记录？

注释

[1] Copyrighted work available under Creative Commons Attribution only licence CC BY 2.0, see http://creativecommons.org/licenses/by/2.0/.

[2] Granshaw I. Upon this principle I have based a practice In Pickstone JV(Ed.), Medical Innovations in Historical Perspective. New York: St Martin's Press; 1992.

[3] http://www.gutenberg.org/cache/epub/5694/pg5694.html (accessed 18 April 2015).

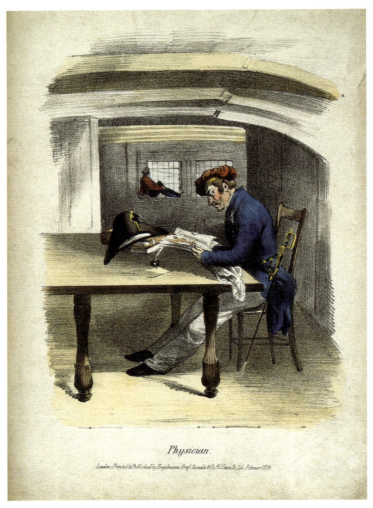

图 65　一位坐在桌边研读书籍的穿海军制服的医生。印刷及出版商：恩格尔曼 – 格拉夫 – 科尼德公司，英国伦敦苏豪区，迪安街 92 号，1829 年 2 月（收藏于惠康图书馆[1]）

65 一位坐在桌边研读书籍的穿海军制服的医生

> 如果我们考虑阅读在医生继续教育中的作用,那么应该慷慨地给予阅读很高的尊重,允许医生通过汇报阅读量及阅读对其临床实践的影响来满足至少一半的年度考核指标。
>
> ——汉斯·阿斯比约恩·霍姆[2]

阅读一直是医学教育的核心部分,但常常没有获得应有的关注和尊重。我们的医学院校对激发有效的学习习惯和终身阅读技能的培养做的是否到位呢?恐怕我们做的永远都不够。

当然,每年都会有大量的新医学知识发表,对一个人来说,不可能读完所有知识,更不要说学会了。因此,现代医学持续发展的重点转向批判性阅读技巧,借此医生可以考虑其阅读内容的有效性和相关性,并思考如何在实践中运用阅读到的知识。

图中这位海军医生摆出全神贯注的姿势,但他周围的环境怎么样呢?窗台上是谁的身影?这是19世纪的远程教育吗?如果他是在船上则更有可能,但周围的环境却不太支持这个说法。

注释

[1] Copyrighted work available under Creative Commons Attribution only licence CC BY 2.0, see http://creativecommons.org/licenses/by/2.0/.

[2] Holm HA. Should doctors get CME points for reading? Yes: Relaxing documentation doesn't imply relaxing accountability. BMJ 2000; 320:394.

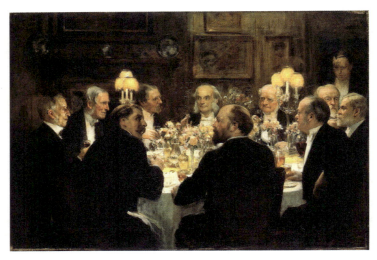

图 66　厄内斯特·哈特的"八度音阶"。在亨利·汤普森爵士家里为厄内斯特·哈特举办的宴会,所罗门·约瑟夫·所罗门绘制的油画,1897 年(收藏于惠康图书馆[1])

66 厄内斯特·哈特的"八度音阶"

厄内斯特·哈特（1835—1898年）是一位外科医生、教育家和《英国医学杂志》的编辑。他在圣乔治医院开始他的学医生涯，随后在圣玛利亚医院当眼外科大夫，最终担任院长。他为《柳叶刀》杂志工作，并在1866年被指定为《英国医学杂志》的编辑。他将《英国医学杂志》从省级期刊发展为最受尊崇的国家级刊物。哈特是一位十分活跃的编辑，他致力于军事医学、女性医学教育、公共健康、感染性疾病的预防及疫苗接种等众多领域。他坚定地拥护新闻及出版自由："编辑一定要有敌人。那些只说好话的新闻工作者令人感到悲哀"[2]。根据《美国医学学会杂志》报道，"作为一位作者，哈特是强势、精准又咄咄逼人的；作为一个人，他又是谦逊、礼貌且平易近人的。作为一名医生，他知识渊博，而且在一些领域领先于他的时代"[3]。

这张图片被命名为《厄内斯特·哈特的"八度音阶"》，十分有趣。"八度音阶"实际上是外科医生亨利·汤普森教授组织的家宴。家宴为八位客人提供八道菜，八种酒。那为什么有十个人呢？另外两个分别是宴会主人和荣誉嘉宾——就是厄内斯特·哈特。这幅画由英国艺术家、皇家学院成员所罗门·约瑟夫·所罗门创作。

注释

[1] Copyrighted work available under Creative Commons Attribution only licence CC BY 2.0, see http://creativecommons.org/licenses/by/2.0/.
[2] Jewell D. So then, farewell:An editor writes. Br J Gen Pract 2009;59(569):952-953.
[3] http://jama.jamanetwork.com/article.aspx?articleid=464483(accessed 8 April 2015).

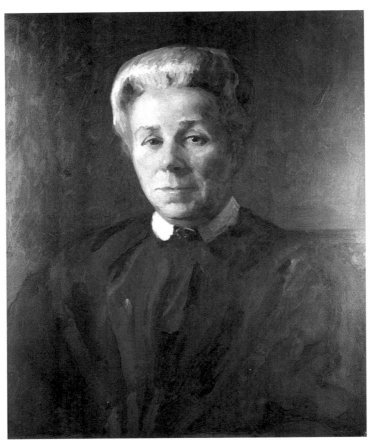

图 67　伊丽莎白·加勒特·安德森的半身画像（收藏于惠康图书馆[1]）

67 伊丽莎白·加勒特·安德森

伊丽莎白·加勒特·安德森（1836—1917年）是英国第一位获得医师执照的女性。经过与医学权威漫长的斗争，她于1865年获得了医师执照。之后不到10年时间，她建立了英国第一个女性医学院校。到1895年，她宣称："英格兰女性医学教育已经建立起来，这是毋庸置疑的。从此英国女性可以同男性一样在英格兰、苏格兰、爱尔兰接受全面的医学教育"[2]。

1836年，伊丽莎白·加勒特·安德森在东伦敦的白教堂区出生。最初她从母亲那里接受教育，然后跟家庭教师学习，最后进入了私立寄宿学校。她最初是一名护士，并一直尝试着进入医学院校。被拒绝之后，她雇了一位私人导师教她学习医学。她获得了解剖学和生理学证书，最终从药剂师学会获得了行医资格证。取得资格证后，她无法在任何一家医院找到职位，于是自己在英国伦敦开了一家诊所。她结婚生子，但并没有放弃自己的医学事业。她认为医生有两种生活：职业的和私人的，两者之间的界限从未被跨越[3]。

注释

[1] Copyrighted work available under Creative Commons Attribution only licence CC BY 2.0, see http://creativecommons.org/licenses/by/2.0/.

[2] Anderson EG. Medical Education of Women: Then Qualification of Female Practitioners. BMJ 1895;2:608.

[3] Manton J. Elizabeth Garrett Anderson. Methuen; 1965, p.261.

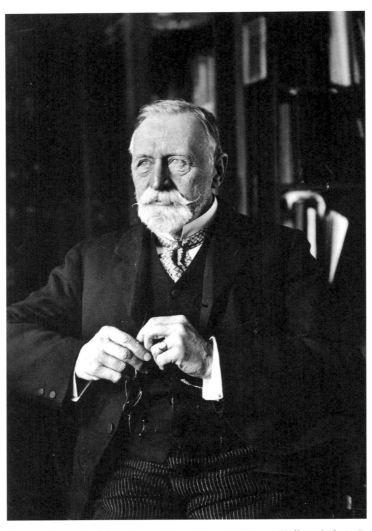

图 68 托马斯·克利福德·奥尔巴特的肖像画（收藏于惠康图书馆[1]）

68 托马斯·克利福德·奥尔巴特

托马斯·克利福德·奥尔巴特（1836—1925年）是一位英国医生，也是袖珍温度计的发明者。在他发明袖珍温度计之前，温度计有1英尺长，患者测体温时需要用手握着温度计20分钟。奥尔巴特还为他工作的医院引进了检眼镜检查和显微镜检查。在他的手稿《检眼镜在神经系统和肾脏疾病中的应用》中，奥尔巴特描述了检眼镜在诊断神经和精神疾病中的作用。他的著作《系统医学》受到高度赞扬并成为当时的权威教材。

奥尔巴特是医学课程改革与合理化设计的早期倡导者："在长达两代人的时间里，我们反反复复地给学生灌输这个简介性的课程，就好像我们宁愿教学生许多陈旧的知识而不是几次真正有用的技能"[2]。他去世时，《时代杂志》的医学通讯记者写道："他不断向学生强调思维清晰和表达得体的价值；他著作中的每一行都见证了他的品质，那就是自我约束的情感和与精确知识相吻合的想象力"[3]。

注释

[1] Copyrighted work available under Creative Commons Attribution only licence CC BY 2.0, see http://creativecommons.org/licenses/by/2.0/.

[2] Allbutt TC. An address on medical education in London: Delivered at King's College Hospital on October 3rd, 1905, at the Opening of the Medical Session. BMJ 1905;2:913.

[3] http://en.wikisource.org/wiki/The_Times/1925/Obituary/Thomas_Clifford_Allbutt(accessed 8 April 2015).

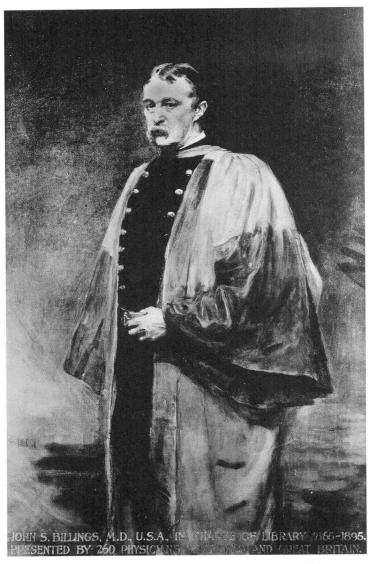

图 69 约翰·肖·比林斯,油画(收藏于惠康图书馆[1])

69 约翰·肖·比林斯

约翰·肖·比林斯(1838—1913年)是一位美国外科医生。他建立了美国外科医生学会图书馆,该图书馆后来成为美国国家医学图书馆。他是最早认识到高质量的医学信息学对医学教育和临床工作意义重大的医生之一。比林斯负责修编医学索引,即医学杂志上发表的文章的综合索引。现在,美国国家医学图书馆是世界上最大的医学图书馆,它囊括了超过700万的杂志、书籍、手稿及影像资料。

比林斯也是医学继续教育的强烈拥护者,"毕竟,获得学位后的医生的继续教育是其教育过程中最重要的部分"[2]。如今人们越来越关注如何将医学信息学和医学教育进行整合,从而加快医学研究转化为临床实践的速度,使医学教育更加贴近临床医生的需求。

图片里的比林斯穿着学院袍,袍下似乎是军队制服——内战时期他是一位医疗巡查员。

注释

[1] Copyrighted work available under Creative Commons Attribution only licence CC BY 20, see http://creativecommons.org/licenses/by/2.0.

[2] Boston Medical and Surgical Journal, 1894; 131:140.

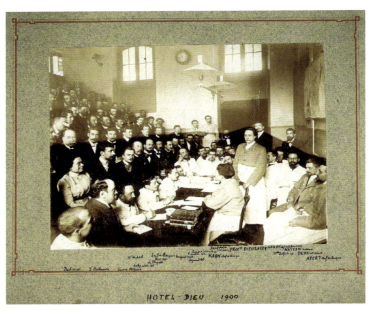

图 70 在法国巴黎主宫医院上课的迪乌拉福和他的学生及助手们。照片，1900 年（收藏于惠康图书馆[1]）

70 在法国巴黎主宫医院上课的迪乌拉福和他的学生及助手们

保罗·乔治·迪乌拉福（1839—1911年）是一位法国外科医生、教师。他在法国巴黎主宫医院从事教育工作，并开展阑尾炎的研究和教学，因"急性阑尾炎的医学治疗是不存在的"[2]这个论断而著名。这个论断在当时没有抗生素的年代是成立的。他描述了杜氏三联征（一种急性阑尾炎症候群），发现了杜氏病这种罕见的上消化道出血的病因，并发明了一种抽取胸腔积液的泵——杜氏仪。

照片显示迪乌拉福是在法国巴黎最古老的医院——主宫医院。这家医院由圣·朗德里于公元651年建立，现仍在提供医疗服务。始建之初它的使命是为穷人提供救助，现在它是一个提供临床治疗、科研和教育的场所，并坚持将患者放在工作的中心（这所医院的宗旨之一是保证患者对自己病情完全知晓）。

照片中的迪乌拉福显然正值事业的鼎盛时期——他被助手和学生们围着。这张照片是摆拍的，有些人看着讲者，有些人则注视着照相机。让迪乌拉福值得欣慰的是至少没人在看时间——提示他只剩20分钟就该下课了。

注释

[1] Copyrighted work available under Creative Commons Attribution only licence CC BY 2.0, see http://creativecommons.org/licenses/by/2.0 .

[2] http://en.wikipedia.org/wiki/Paul_Georges_Dieulafoy(accessed 9 March 2016).

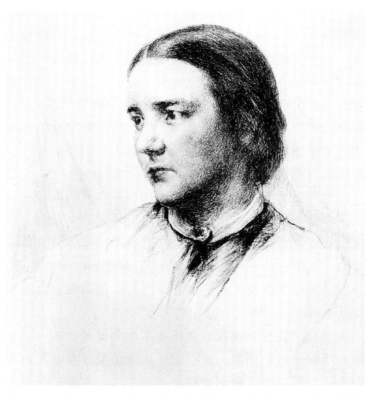

图 71　索菲亚·杰克斯·布莱克的肖像画（收藏于惠康图书馆[1]）

71 索菲亚·杰克斯·布莱克

索菲亚·杰克斯·布莱克（1840—1912年）是一位英国医生和教师，是最早在英国获得行医资格的女性之一。经过长期的争取，她最终说服了爱丁堡医学院接受她入学。她和其他6位女性一起单独上课。遗憾的是，她没能通过爱丁堡的考试，但她仍然坚持学习，最终获得了伯尔尼大学的医学学位。不久之后，她成功地成了全科医学委员会的注册成员。获得行医资格后，她协助创建了两所女子医学院，一所在伦敦，另一所在爱丁堡。同时她还独自在爱丁堡创办了一所女子医院，她公开声称女医生的角色就是照护女患者。

她倡导男女学生均应培养良好的学习习惯：她鼓励学生稳扎稳打、保持耐心并且量力而行。根据杰克斯·布莱克的观点，"女孩们和男孩们常常遭受没有必要的精神失控，不是因为他们健康不良，而是因为他们用一种愚蠢而任性的方式学习，忽视了卫生保健的基本原则，用不切实际的目标摧毁了他们自己的未来"[2]。

注释

[1] Copyrighted work available under Creative Commons Attribution only licence CC BY 2.0, see http://creativecommons.org/licenses/by/.
[2] Jex-Blake S. Medical education of women. BMJ 1895;2:869.

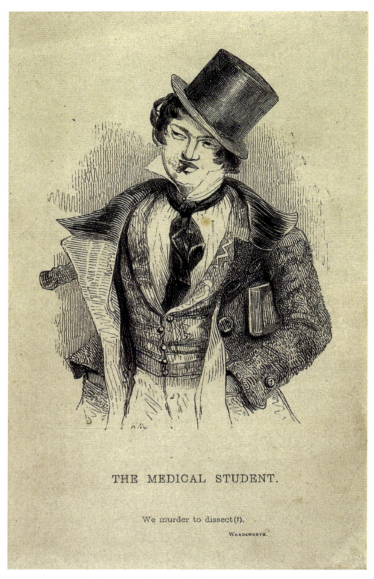

图 72 一个抽着烟表现出散漫态度的纨绔医学生。约瑟夫·肯尼·梅多斯模仿威廉·华兹华斯和约翰·奥林·史密斯的画作,作于 1840 年 (收藏于惠康图书馆 [1])

72 一个抽着烟表现出散漫态度的 纨绔医学生

我们期望的医学生应该是什么样的？是否应该要求他们始终保持很高的道德水准与专业水平？这种期望是否太为过分？对此有两派看法。一些人很担心学生在医学院期间道德水平不进反退，例如希蒙·格利克写道："不幸的是，医学教育存在诸多弊端，研究资料显示在医学院期间，医学生的道德行为非但没有提高，反而原地踏步甚至退步"[2]。而另一种观点则表示应当对医学生适度宽容。罗杰·艾伦就曾生动地描绘过："在医学生中，我们需要地痞流氓、酒鬼、赌场老千、瘾君子等诸多粗俗无礼的类型。这是学生们自己的事"[3]。

这两派争议的核心在于，通过在校期间的行为对毕业后行为进行预测的准确度有多高。许多学生毕业后迅速成熟，并且能很快将各种不成熟的举动弃置身后。但是也有证据表明，医生在从医期间违反规章条例的行为与其在医学院时的劣迹是有关联的。

毫无疑问，图中这位医学生并不能赢得你的信任，他的一切都是"歪"的——帽子、香烟，还有他的道德准则极可能也是歪的。

注释

[1] Copyrighted work available under Creative Commons Attribution only licence CC BY 2.0, see http://creativecommons.org/licenses/by/2.0.
[2] Glick SM. Cheating at medical school: Schools need a culture that simply makes dishonest behavior unacceptable. BMJ 2001;322:250.
[3] Allen RKA Bring me your reprobates. BMJ (Published 12 May 2010).

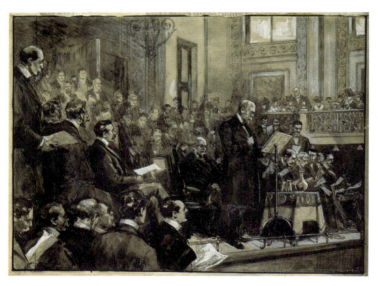

图73 在澳大利亚圣詹姆士医院的会议上做报告的罗伯特·科奇。狄金森创作的水彩画，1901年（收藏于惠康图书馆[1]）

73 在澳大利亚圣詹姆士医院的会议上做报告的罗伯特·科奇

罗伯特·科奇（1843—1910年）是一位德国微生物学家和科学家，他成功地分离出了炭疽、结核和霍乱的致病微生物。他定义了判断感染性疾病成因的四项假设，这些假设至今仍然被视为是诊断病因的金标准。他开拓性的研究吸引了世界各地的学生前来追随他，他本人也很热衷于将自己的发现分享给全世界，并乐意与他的合作者分享荣誉。他曾有一名叫佩特里的助手。

即使成就卓然，科奇毕生都保持着谦虚的品格："如果我的努力带来了非同一般的成功，我相信那只能归因于在医学领域的徜徉中，我恰巧走在一条路边堆满黄金的道路上，我只需要一点点运气就能从废渣中挑拣出黄金，仅此而已"[2]。

图中的科奇正在澳大利亚圣詹姆士医院大厅里举行的会议上发表演讲。他准备充分，面前摆着演讲稿，甚至还有饮用水，但他的演讲是否吸引了听众们的注意力呢？

注释

[1] Copyrighted work available under Creative Commons Attribution only licence CC BY 2.0, see http://creativecommons.org/licenses/by/2.0/.
[2] 'Robert Koch', Journal of Outdoor Life 1908;5: 164- 169.

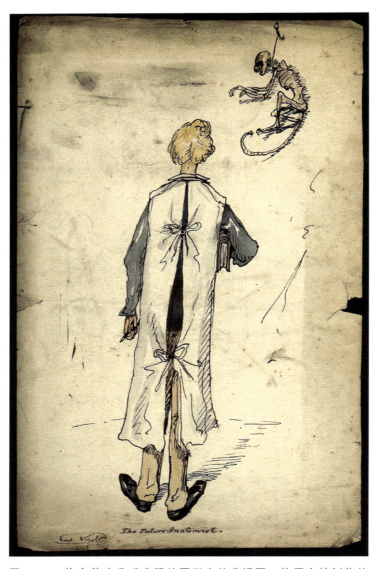

图 74 一位穿着凌乱手术服的医学生的背视图。格雷塞特创作的彩笔画（1844—1907 年）（收藏于惠康图书馆[1]）

74 一位穿着凌乱手术服的医学生的背视图

有一个抽烟、喝酒、使大学蒙羞的医学生,就会有一个犹豫不决、困惑不已、但却渴望学习的医学生——这是教育版的"疑病症"。这些相当书呆子气的学生总在解剖学习上表现得犹豫不决,或者对将要学习的大量知识感到无比担忧。

亨利·苏塔在1938年写道:"医学课程绝对已经超过人类所能承受的极限,即便是那些极具天赋的医学生也必须在考完试后立刻清空大脑才能保持正常的神志"[2]。苏塔并非言过其实,他描述了医学教育的重负及医学生将面临怎样的学习压力。当然了,这些课程也只是为了帮助学生应付考试而已,考完立刻就被忘光了。现代医学教育应当鼓励更为健康、实践性更强的课程,与实践紧密结合的医学教育才能使学生获得更长远的学习能力。现代医学教育也应更多地考虑医学生的心理健康,课程的设置应该有益于学生心智的平衡发展,只有这样,他们才能在未来成为心智平衡的执业医师。

注释

[1] Copyrighted work available under Creative Commons Attribution only licence CC BY 4.0, http://creativecommons.org/licenses/by/4.0.

[2] Langdon-Brown W. The medical curriculum and present-day needs. BMJ 1938;2:481.

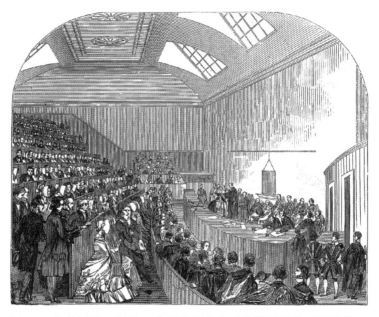

图 75 在英国爱丁堡的一个学位授予仪式上接受学位的医生们。发表于 1845 年伦敦新闻画报（收藏于惠康图书馆[1]）

75 在英国爱丁堡的一个学位授予仪式上接受学位的医生们

教育不应随着获得医师注册、医师执照、文凭或学位而结束，相反，没有任何学术环境比医疗实践更能让我们看清学习的真谛。这让我们想到了一句名言：学无止境，实践越多则学到越多，实践越多则越能检验所学到的知识，这些虽是陈词滥调，但却使人最终受益。

——塞缪尔·斯夸·斯普里格[2]

职业继续教育培训并非始于20世纪90年代，它从来都是医学教育的重要组成部分。现代医学教育秉承了这种传统，在职业继续教育方面做出了卓越的贡献。因而现代医生们能够因需而学，能够利用多种资源进行学习，并能够规划如何将所学的知识应用于自身的临床实践。

尽管我们强调职业继续教育的重要性，但毕业典礼仍然是很重要的。从这幅图中我们能够看到传统的授帽仪式，新医生们站在前排，鞠躬等待授帽。

注释

[1] Copyrighted work available under Creative Commons Attribution only licence CC BY 4.0, http://creativecommons.org/licenses/by/4.0.

[2] Sprigge SS. An address on prizes and performances: Delivered at the Opening of the Medical Session at St George's Hospital, on October lst. BMJ 1910;2:1024.

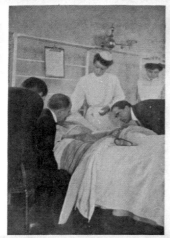
Inspection

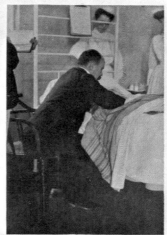
Palpation

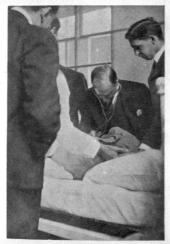
Auscultation

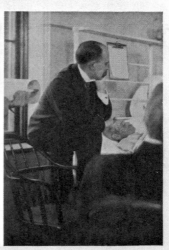
Contemplation

SNAPSHOTS OF OSLER AT THE BEDSIDE
From snapshots taken by T.W.Clarke

图76 威廉·奥斯勒在病床前工作的照片（配图分别是：视诊、触诊、听诊及沉思中的奥斯勒）。摄影师：克拉克。图片来自哈维·库欣的著作《威廉·奥斯勒爵士的一生》，出版者：牛津克拉伦登出版社，1925年，第1卷，对开页，第552页（收藏于惠康图书馆[1]）

76 威廉·奥斯勒

威廉·奥斯勒（1849—1919 年）是美约翰霍普金斯医院的创始人之一。他推行对医学生和实习医生进行病床旁临床技能培训，并首创了住院医师培训。在培训中住院医师留宿医院，通过与患者直接接触来学习和提升临床技能。同时他创立了针对临床医学本科生的临床实习概念，高年级医学生可以花费一段时间在病房中采集患者的病史信息，对患者进行查体及随访。他曾说："没有比'此人曾在病房教导医学生'更好的墓志铭了，因为我认为这是目前为止我做过的最有用、最重要的工作了"[2]。

这组图中的奥斯勒在依次向学生示范望诊、触诊及听诊技能，最后才是第四项临床基本技能：思考。正是这些看似简单的操作帮助他发现了那些以他名字命名的体征、综合征和疾病：奥斯勒结节、奥斯勒征、奥斯勒－韦伯－朗迪病和奥－利－萨综合征。

值得注意的是，奥斯勒居然仍有时间给自己找了个伙伴——教育家埃格顿·约里克·戴维斯。戴维斯是一位退休的美军外科医生，他跟各个医学协会都有大量的通信往来，直到 1884 年他因溺水英年早逝，这些通信才结束。事实上，戴维斯只是奥斯勒为了长久地戏弄学术团体和学术期刊而编造出来的人物。

注释

[1] Copyrighted work available under Creative Commons Attribution only licence CC BY 2.0, see http://creativecommons.org/licenses/by/2.0/.
[2] Osler W. Aequanimitas, With Other Addresses to Medical Students, Nurses and Practitioners of Medicine, 4th edn. London, UK: The Keynes Press;1984.

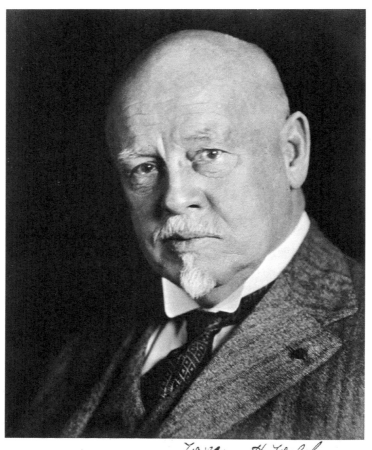

图 77　威廉·亨利·韦尔契，照片（收藏于惠康图书馆[1]）

77 威廉·亨利·韦尔契

威廉·亨利·韦尔契（1850—1934年）是一位美国医生和病理学家。他是约翰霍普金斯医学院的创始人之一，随后参与创建了约翰霍普金斯卫生和公共健康学院。他全身心地投入医学教育事业，因此也被称为"美国医学院院长"。他是终身学习的另一个倡导者，"医学教育并不是在医学院校里就完成了，相反只是个开始"[2]。

如果医学教育工作者是通过学生的成就来评判的话，韦尔契可以称得上是当时或者任何时候最有成就的人物之一。沃尔特·里德、乔治·惠普尔、佩顿·劳斯都师从韦尔契，并相继发现尚不为人类所知的疾病，建立机构，赢得诺贝尔奖。据说他的学生"肯定万分感激他讲座的清晰通彻，以及他对每个课题深入研究的超凡能力，有时他针对某一课题的讨论所产生的影响力几乎超越了这个话题本身的内在价值。确实，韦尔契在约翰霍普金斯医学会议上就同事论文所进行的许多次讨论，比论文本身更清晰、更好地阐述了论文所涉及的主题"[3]。韦尔契发现了韦氏梭菌，该菌现在常被称为产气荚膜梭菌。

尽管医学教育史上的一些卓越人物让他们的学生有距离感，但韦尔契是个例外，因为他的学生称他为"宝贝"。

注释

[1] Copyrighted work available under Creative Commons Attribution only licence CC BY 2.0, see http://creativecommons.org/licenses/by/2.0 .
[2] Bulletin of the Harvard Medical School Association 1892;3:55.
[3] Chesney AM. William Henry Welch, a Tribute on the Centenary of his Birth, April 1950. Available at the Alan Mason Chesney Medical Archives of the Johns Hopkins Medical Institutions.

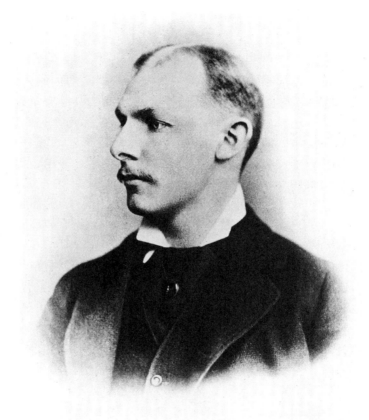

图78 威廉·斯图尔特·霍尔斯特德的肖像。来自《外科论文》。出版者：约翰霍普金斯出版社，巴尔的摩，1924年，第1卷(收藏于惠康图书馆[1])

78 威廉·斯图尔特·霍尔斯特德

威廉·斯图尔特·霍尔斯特德（1852—1922年）是约翰霍普金斯医学院的另一位创始人。他在美国设立了第一个正规的外科培训项目。这是一个基于能力的项目，只有当霍尔斯特德对进修外科医生目前的能力感到满意时，他们才能进入下一个阶段的培训。据卡梅伦讲，霍尔斯特德对医学教育的贡献是他最永久的遗产："无论霍尔斯特德和他的同龄人在现代外科学发展上取得多大的成就，如果没有一种传承机制，没有一种培养年轻临床医生/科学家的机制（例如霍尔斯特德外科住院医师培训系统），他们将后继无人，他们的成果也将无法得到宣传与推广"[2]。霍尔斯特德善于进行换位思考，让自己站在受训者的角度看问题，就会对受训者的想法有更多的了解。

霍尔斯特德也让自己站在患者的角度进行思索——虽然结果令人遗憾。他尝试使用可卡因作为麻醉剂，但最终却对它上了瘾。为了戒掉可卡因，他又对吗啡上瘾了。在约翰霍普金斯医院工作时，他的手术室护士抱怨使用防腐剂引发了皮炎。霍尔斯特德因此获得了灵感，设计出第一副外科手术医用手套。这位护士后来成了他的妻子。

这是一副很正式的画像，但却无法让人深入了解面具后的这位精力旺盛且有些古怪的教育家、研究者和临床医生。

注释

[1] Copyrighted work available under Creative Commons Attribution only licence CC BY 2.0, see http://creativecommons.org/licenses/by/2.0.

[2] Cameron JL William Stewart Halsted. Our surgical heritage. Ann Surg 1997;225(5):445-458.

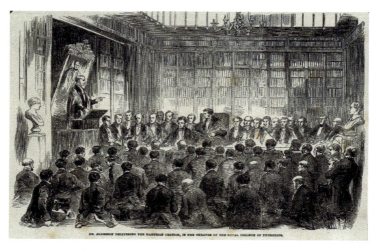

图79 英国伦敦特拉法加广场的英国皇家医学院哈维大讲坛，正在进行的学院会议。木刻画，1854年。出版地：英国伦敦（收藏于惠康图书馆[11]）

79 英国伦敦特拉法加广场的英国皇家医学院哈维大讲坛

教育会议一直是医生职业继续教育的一部分。然而，这幅画所展示的与其说是医学会议，不如说是一种宗教仪式。医学泰斗似乎是在讲台上滔滔不绝地宣讲着，他的信徒们崇敬地、默默地仰望着他。

现代医学教育会议应该是不同的。理想状态应该是一个在国家或国际享有声誉的讲师团队和一群渴望学习的代表聚在一起。最好的教育实践应该重视教师和学习者之间的交流。医学教育不只是知识的转移，而应该鼓励受教者积极学习，提出问题，与同事讨论，并且反思学习让他们的医疗实践做出了怎样的改变。教育会议不应该只是一次性；学习者应该计划如何通过参加会议满足学习需求或者按照既定课程学习。

这就是医学教育会议所涉及的一切吗？根据朱尔斯·奥德的说法，医疗会议"应该是关于学习和改变的（不要介意求职、逢场作戏、税收减免、饮酒及会议其他部分的隐藏课程）"[2]。医生应该多久参加一次会议？根据弗朗西斯·马丁·劳斯·沃尔什的说法，"研讨会就像喝烈性酒一样，应该以合理的方式在适当的时间间隔饮用"[3]。

注释

[1] Copyrighted work available under Creative Commons Attribution only licence CC BY 2.0, see http://creativecommons.org/licenses/by/2.0.
[2] 0lder J. Personal view. BMJ 1985;290:930.
[3] Walshe FMR. Perspect Biol Med l959;2:197.

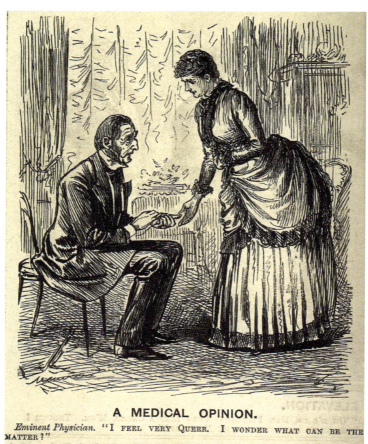

图80 生病的医生拒绝妻子请另一位医生。模仿乔治·杜·莫里耶的插画作品,木刻版画。出版地:英国伦敦(收藏于惠康图书馆)[11]

80 生病的医生拒绝妻子请另一位医生

"我没空生病!"他说道,"人们需要我"。因为他是一位乡村医生,他不知如何放松自己。

——唐·马奎斯[2]

为什么医术精湛的医生会变成令人头疼的患者?原因可能有很多,但是不愿放松自己一定是一个常见的原因。医生可能由于各种原因而生病,包括生理和心理上的。现代的职业精神应该是适可而止,而不是强行继续,甚至在这个过程中可能会对患者造成伤害。现代医学教育应该帮助学生了解可能对其身体造成影响的疾病,并使他们学会在身体不适时停止工作。在这方面,医学文化和医学教育必须适时改变。理想的医生应该不再是一个从不示弱的女性或男性超级英雄,而是一个注意自己及其患者健康的团队成员。

图中这个医生不想让妻子请另一位医生的原因是什么呢?"因为我们彼此都清楚自己并不像看上去那么强大"。

注释

[1] Copyrighted work available under Creative Commons Attribution only licence CC BY 2.0, see http://creativecommons.org/licenses/by/2.0.

[2] Country Doctor, see https://franciscogarrigamd.wordpress.com/2016/01/23/transitions/ (accessed 9 March 2016).

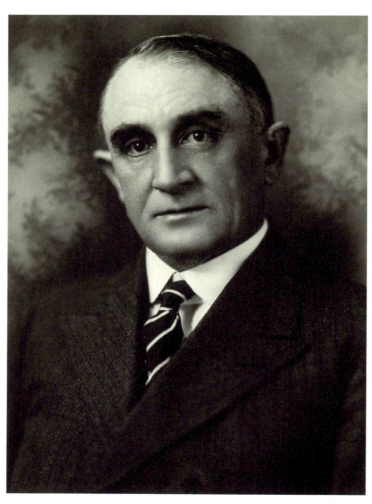

图 81　查尔斯·贺拉斯·梅奥。照片（收藏于惠康图书馆[1]）

81 查尔斯·贺拉斯·梅奥

查尔斯·贺拉斯·梅奥（1865—1939年）是一位美国外科医生。他和弟弟威廉·詹姆斯·梅奥一起创立了梅奥专科医院。梅奥兄弟是最早发明医疗专科化概念的人之一：在梅奥诊所，各科医生们协同合作治疗患有复杂疾病的患者。该专科医院的创新体系是雇了当时一些最著名的医学专家。查尔斯·梅奥的特长是甲状腺和白内障手术。梅奥也是医疗社会责任的早期支持者——他的专科医院治疗了大量的贫困患者。

梅奥与当地的医学院建立密切的联系，同时也是最早认识到教学、学习和患者诊治之间关系的人之一。根据梅奥的说法，"对患者而言，最安全的情况就是把他交给一个从事医学教育的人。为了成为医学教师，医生必须永远是学生"[2]。这是一个至今仍然正确的格言，而梅奥专科医院依然是一个在医学、医学教育和研究方面有着卓越表现的机构。

注释

[1] Copyrighted work available under Creative Commons Attribution only licence CC BY 2.0, see http://creativecommons.org/licenses/by/2.0/.
[2] Proceedings of the Staff Meetings of the Mayo Clinic 1927;2:223.

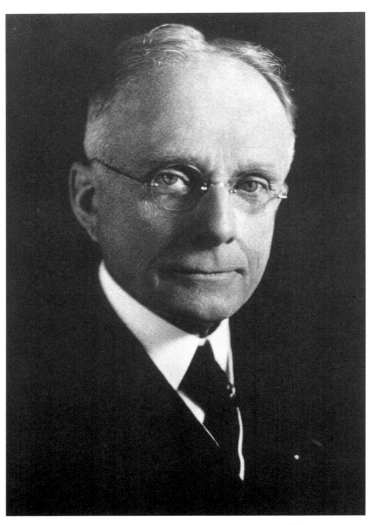

图 82　谢瓦利·杰克逊的肖像（收藏于惠康图书馆[1]）

82 谢瓦利·杰克逊

谢瓦利·杰克逊（1865—1958年）是一位美国内科和喉科医生。他是现代内镜的发明人之一——用管子来查看咽喉和食管。他发表了大量文章，并在一些美国著名的医学院担任教授。他曾经写道："一位有吸引力的教师在授课时最首要的要求是让学生保持清醒"[2]。吸引学生的方法之一是使用道具，杰克逊是特别道具的收藏家。杰克逊经常进行内镜检查，以清除卡在患者咽喉或食管的异物。他保存了清除过的2374个吸入或吞入的异物，包括纽扣、别针、坚果、硬币、骨头、螺丝、义齿和义齿桥、小玩具等[3]。这些物件现在收藏在马特医学博物馆里。

鉴于他在这一领域的开创性工作，杰克逊被称为内镜之父。医学和医学教育方面的一个有趣的传统是把有特殊专长的名医奉为"某某之父"。例子比比皆是：库欣是神经外科之父，霍尔斯特德是现代外科学之父，当然还有希波克拉底——医学之父。这个传统是对医学教育家长式倾向的字面解释吗？或者"父亲"这个名词是否暗示着一个宗教人物——应该被跟随和服从？弗洛伊德是第一个描述父亲情结的人，但并没有记录自己对父亲情结这一现象的看法。如今他被称为精神分析之父。

注释

[1] Copyrighted work available under Creative Commons Attribution only licence CC BY 2.0, see http://creativecommons.org/licenses.
[2] http://www.philly.com/philly/opinion/20131215_A_pioneer_in_laryngology_he_saved_the_lives_of_many.html(accessed 10 March 2014).
[3] http://muttermuseum.org/exhibitions/chevalier-jackson-collection/ (accessed 19 April 2015).

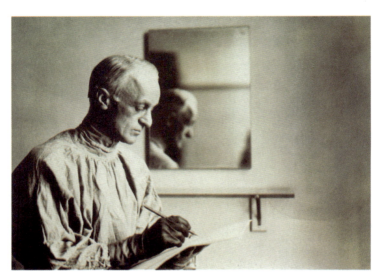

图 83 哈维·威廉姆斯·库欣。摄影作品。拍摄者：W.B.(收藏于惠康图书馆[11])

83 哈维·威廉姆斯·库欣

哈维·威廉姆斯·库欣（1869—1939 年）是一位美国神经外科医生和教育家，他是第一个描述库欣综合征和库欣反射的人，他的一生是医学学习和教育的一生。他在读书时就对科学产生了浓厚的兴趣，并在威廉·斯图尔特·霍尔斯特德的指导下学习外科学。从外科退休后，他在耶鲁大学任神经病学教授。

库欣是一位敬业的老师，也是自我导向学习的热心倡导者："每个医学院里都有人向学生传授实验室技术，但并没有人特意去教学生如何使用医学文献……学习使用图书馆应该成为必修课程"[2]。有一句手术格言说："一个好外科医生知道如何手术，一个伟大的外科医生知道什么时候进行手术"。库欣是这些非手术外科教育的早期倡导者："我希望看到某一天，某个没有手的人会被任命为外科医生，因为到那时手术是整个治疗过程中最微不足道的部分"[3]。

有趣的是，在照片中，我们看到了库欣和他的镜中影像，正如有人把他描绘为"变身怪医"一样。库欣工作严谨，对患者尽心尽力，但对住院医师的要求却是极高的。根据利希特曼所述，他"迷人而自私，多愁善感而又持有种族主义思想，全力医治患者却虐待他的住院医师，文化习惯处于维多利亚时代但临床实践却是超现代的，沉迷于工作和烟草"[4]。

注释

[1] Copyrighted work available under Creative Commons Attribution only licence CC BY 4.0, http://creativecommons.org/licenses/by/4.0/.
[2] Cushing H. Bookshelf browsing: The doctor and his books. Am J Surg 1928;4(1):100-110.
[3] Letter to Dr. Henry Christian, 20 November 1911.
[4] http://www.bmj.com/content/333/7565/451?tab=response-form (accessed 20 April 2015).

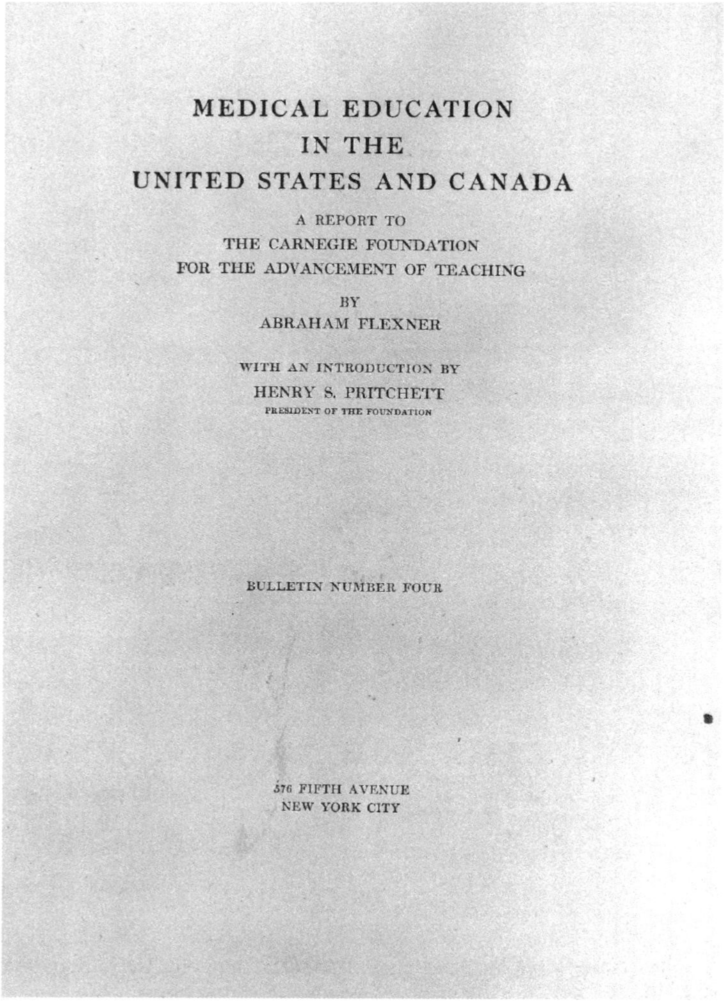

MEDICAL EDUCATION
IN THE
UNITED STATES AND CANADA

A REPORT TO
THE CARNEGIE FOUNDATION
FOR THE ADVANCEMENT OF TEACHING

BY
ABRAHAM FLEXNER

WITH AN INTRODUCTION BY
HENRY S. PRITCHETT
PRESIDENT OF THE FOUNDATION

BULLETIN NUMBER FOUR

576 FIFTH AVENUE
NEW YORK CITY

图 84　弗莱克斯纳报告（收藏于惠康图书馆[1]）

84 弗莱克斯纳报告

亚伯拉罕·弗莱克斯纳（1866—1959年）是一位教育家和改革家。他不仅是一位理论家，更热衷于在现实世界中检验自己的想法，并在大学毕业后不久创建了自己的学校。他的学校能够根据个人的需要量身定制学习方式，鼓励参与小组内的互动学习。学校大获成功后，弗莱克斯纳也迅速成为创新教育方法的权威。他被委托评估北美的医学教育，并于1910年出版了弗莱克斯纳报告——这对北美乃至全球的医学教育都产生了革命性的影响。事实上，该报告树立了新世纪医学教育的格局，而且直接导致许多偏远医学院校的关闭及大规模医学教育改革。弗莱克斯纳对医学教育的许多传统提出了质疑，并向医生提出挑战，要求他们在教学中证明自己的做法是正确的。他曾经问道："要求能力强和能力弱、勤勉和不勤勉的学生，在同一时期内完成同样的课程，这合理吗？"[2]

这幅图片说明了弗莱克斯纳为何会被人们铭记在心——一个简单而又恰当的标题：《美国和加拿大医学教育——给卡内基教学促进委员会的报告》。

注释

[1] Copyrighted work available under Creative Commons Attribution only licence CC BY 2.0, see http://creativecommons.org/licenses/by/2.0/.

[2] Flexner A. Medical education, 1909-1924. JAMA. 1924;82(11):833-838.

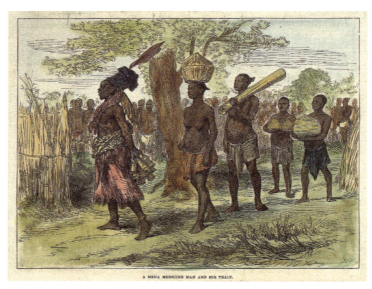

图 85 萨马哈巫医或萨满与他的助手们,中部非洲。依照卡梅伦中尉素描画制作的彩色木刻版画(收藏于惠康图书馆[11])

85 萨马哈巫医或萨满与他的助手们

图片中是萨马哈巫医或萨满与他的助手们。巫医的职责是提供护理和传授他掌握的专业知识。这副图画的重点不是这种传授方式与西方医学教育有多大的差别,而是两者何其相似。指挥的人在前面带队,高级助手紧随其后,然后是低级助理跟在后面走,所有人都携带着各种工具。一群人热切地看着——但只是站在远处观看。从他们不同的着装要求,可以很容易地分辨出主任医师(或外科主任)、高级和初级注册医师及住院医师。

萨马哈巫医的助手的学习经历是怎样的呢,也许与19世纪英国医学生的经历没有太大差别。根据爱德华·汤普森1882年的著作所述:"一个学生没有足够的机会跟随老师在医院病房轮转,病房里还挤着另外100或150个学生。他站在其他同学身后,踮起脚尖,越过他们的肩膀,才能瞥一眼患者床边正在发生的事情。这是不行的,这样是达不到预期目的的"[2]。

注释

[1] Copyrighted work available under Creative Commons Attribution only licence CC BY 2.0, see http://creativecommons.org/licenses/by/2.0/.

[2] Thompson EC. Address on the past, present, and future of medicine. BMJ 1882;2:607.

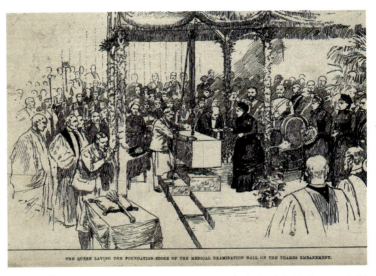

图 86 维多利亚女王亲临其奠基的医学院内外科考试大厅。木刻版画。出版地：英国伦敦，1886 年（收藏于惠康图书馆[11]）

86 维多利亚女王亲临其奠基的医学院内外科考试大厅

19世纪的医学考试体系迫切需要进行改良革新。19世纪末，安德鲁·克拉克曾经说过："一个聪明的老师进行的填鸭式教学过程可能会提高一些智力较低的学生的水平，但同时也会削弱高智商学生的水平，虽然他们可能通过一些艰难的考试而顺利地结束学业，但在之后的很多年里他们的生活和工作也许会陷入可怕的劣势"[2]。20年后，詹姆士·巴尔表示，"那些对医学教育几乎没有做出任何实际贡献的、主要从学生身上收取费用的、只知道考试的机构，应该让其消失"[3]。

考试体系改良的过程要花费的时间比实际需要的时间更长。确实，负面的例子还会继续出现在21世纪。然而在这个木刻版画所反映的时期，学院肯定正在开始对考试制度进行改革。毫无疑问，他们对待这个任务极其认真：在仪式上，可以见到沉重的基石、庄严的气氛和莅临的君主。

注释

[1] Copyrighted work available under Creative Commons Attribution only licence CC BY 2.0, see http://creativecommons.org/licenses/by/2.0/.

[2] Clark A. An Address on Medical Education and the Duty of the Community with Regard to it. BMJ 1888;2:747.

[3] Barr J. President's Address, delivered at the eightieth annual meeting of the British Medical Association. BMJ 1912;2:157.

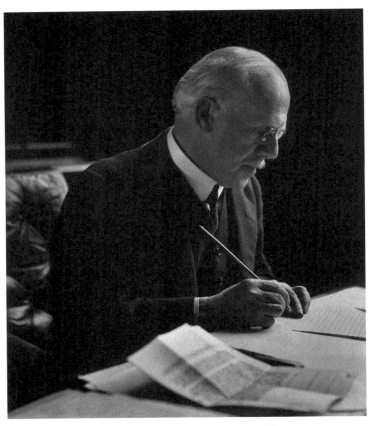

图 87 乔治·纽曼。照片(收藏于惠康图书馆[1])

87 乔治·纽曼

乔治·纽曼（1870—1948年）是一位公共卫生医生，也是英格兰第一任首席医疗官。他倡导规范医学教育和全科医学教育。对医学教师的重要性，他有什么样的看法呢？"总之，大学里的老师应该是技术核心，他必须精通其学科，技术精湛，管理能力强，研究经验丰富。他应该因为是一名合格的教师和一名有能力的领导者而得到重用，而不是靠别人的偏爱、资历或社会背景"[2]。

这张摆拍的正式肖像虽然无法让我们了解纽曼，但却可以展现出20世纪上半叶管理和领导层的洞察力。纽曼戴着眼镜，穿着西服和马甲，配了衬衣，打了领带，手里拿着铅笔，坐在堆满文件的桌边，全神贯注地阅读，似乎在准备修改文稿。对于手头工作，我们应该一丝不苟。照片里的有些细节值得留意。除了皮革扶手椅，看不见其他背景——这使人物从周围环境中凸现出来。最后一点，这位领导人是独自一人——这样拍摄也许有助于烘托出对领导者个人的崇拜。尽管我们都知道团队的重要性，但个人崇拜仍然存在。

注释

[1] Copyrighted work available under Creative Commons Attribution only licence CC BY 2.0, see http://creativecommons.org/licenses/by/2.0/.

[2] Newman G. Some notes on medical education in England. A Memorandum presented to the President of the Board. London, UK: HMSO;1918,p.24.

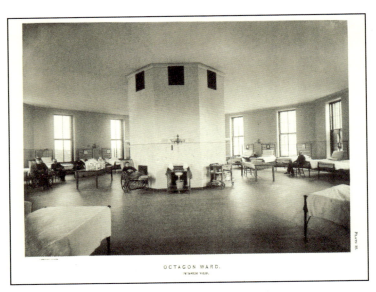

图88　约翰霍普金斯医院的八角形病房内部。选自约翰·肖·比林斯的著作《约翰霍普金斯医院的描述》。出版者：弗里登瓦尔德出版社，巴尔的摩，1890年，第19页(收藏于惠康图书馆[11])

88 约翰霍普金斯医院的八角形病房

当医生和住院医生到八角形病房查看住院患者时,人们称其为"查房"。当院长威廉·奥斯勒带队查房的时候,被称为"大查房"。这张照片显示了在没有"查房"和"大查房"的情况下病房的情形。这张照片呈现的是一个干净整洁的景象:空间很大,病房一尘不染,最主要的是患者穿戴整齐坐等查房。

近年来,人们越来越关注医学教育中的学习环境及环境对学习者的影响。教育环境很重要,学习环境的概念也认可这一点。学习环境的物质基础很重要,但情感和社会基础、个人感知和组织基础、资源及虚拟资源基础也同样重要。在医学教育中人们也越来越认识到教育供给和临床护理是密不可分的。只有在提供高质量医疗服务的机构中才能进行教育,学习者从一开始就应该参与这种高质量的医疗服务。因此教育工作者应该具备各种技能,包括教育和临床监督,团队合作和将学习者的培训从初级阶段向高级阶段进行过渡。

注释

[1] Copyrighted work available under Creative Commons Attribution only licence CC BY 2.0, see http://creativecommons.org/licenses/by/2.0.

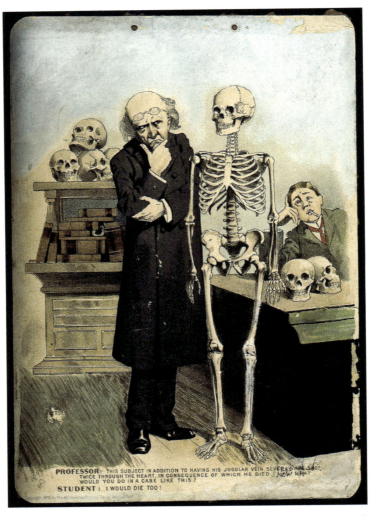

图 89 教授让医学生说出对一个特定病例的预后判断。彩色铅笔画。出版者:安替坎尼亚公司,美国密苏里州圣路易斯,1990 年(收藏于惠康图书馆[1])

89 教授让医学生说出对一个特定病例的预后判断

这幅图片的文字旁白如下所示。教授："这个患者除了颈静脉被割断外，心脏还中了两枪，因此导致他死亡。面对这种情况你会怎么做？"学生："我也会死的！"这个回答是有效、可靠和合理的判断吗？还是像威廉姆斯所说的那样，这只是在评估一种"书呆子式的学习以满足贪得无厌的考官的无理要求？这种评估就像给米迦勒节的鹅配上辛辣的调味品，以迎合那些美食家的无聊口味吗？[2]"在他的答辩中，教授看起来似乎太贪婪，不能成为美食家。

医学教育评估的进步意味着这种场景很大程度上已成为历史。评估必须反映课程体系；它必须推动学习和教学的最佳实践，必须合乎情理且经得起考验——审查机关必须能够证明他们已经在规划和实施考试方面尽职尽责[3]。应该将不同形式的评估考核融合在一起，以全面了解被考核人的知识、技能和职业行为。所以必须对候选人进行书面的、模拟场景中的及实际工作中的评估。摒弃那些无效的评估方法对我们是否有所损失呢？我觉得完全没有。

注释

[1] Copyrighted work available under Creative Commons Attribution only licence CC BY 2.0, see http://creativecommons.org.
[2] Williams WR. Medical education BMJ 1882;2:966.
[3] Larsen DP, Butler AC. Test-enhanced learning. In: Walsh K(ed.), The Oxford Textbook of Medical Education . Oxford, UK: Oxford University Press;2013, pp.443-452.

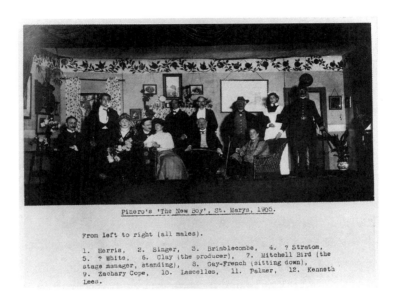

图 90 圣玛利亚医学院的学员们在表演戏剧《新男孩》。照片。1905 年 (收藏于惠康图书馆 [1])

90 圣玛利亚医学院的学员们在表演戏剧《新男孩》

医学或医学教育是否曾经有过黄金时代？当学员们每周工作了100个小时，仍然热爱这份工作，还有时间在圣诞节为患者表演哑剧？我从来不相信这种事。我认同以西结·曼纽尔的观点，当他在批评人们对过去所持的乐观态度时，说过这样的话："以前，医生们结束职业生涯的时候，他们往往会像吟诵诗歌一样谈到医学的艺术及这门艺术正在如何丢失（似乎每一代都有同样的艺术在丢失）"[2]。但也许是我错了。也许我应该去读契科夫的小说而不是曼纽尔的文章。契科夫写道："医学是我的合法妻子，但文学是我的情妇，当我厌倦了其中一个，我就与另一个过夜"[3]。

在20世纪，变革意味着医学越来越被视为一门严肃的科学，所以它慢慢失去了艺术和人文方面的根基。但最近，医学、艺术和人文科学之间的联系又重新引起了人们的兴趣，如今艺术和人文科学在许多医学院校的课程中占有了一席之地。

这张照片捕捉到了业余戏剧的乐趣——华丽的脸谱，古怪的戏服，甚至可能会有一些过度夸张的表演？

注释

[1] Copyrighted work available under Creative Commons Attribution only licence CC BY 2.0, see http://creativecommons.org/licenses/by/2.
[2] Emanuel EJ Changing premed requirements and the medical curriculum. JAMA 2006;296(9):1128-1131.
[3] Chekhov A. Letter to Suvorin, 1888.

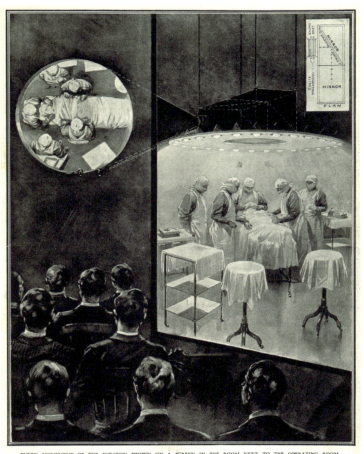

图 91 医学生通过投影屏幕观摩手术。图画描绘了医学院学生通过手术台上方的潜望镜式投影屏幕观摩手术。蔻克蔻克半彩画,出版:《伦敦插图新闻》刊登,1909 年 4 月 17 日 (收藏于惠康图书馆[11])

91 医学生通过投影屏幕观摩手术

将先进的科学技术应用于医学教育的学习已经有一个多世纪了。很显然,投影屏幕能够使学生清楚地看到手术台,它通过位于手术台上方的潜望镜式投影镜传送画面。然而,投影屏幕对教育的推进起了多大作用仍是一个具有争议的问题。这令人想起一个格言:"听过的会忘记,看过的可能不会记住,只有做过的才会真正明白"。这张图片中学生们只是观看——并没有参与。沃德·格里芬说得更直截了当:"你不能傻坐着学习如何做手术"[2]。

自从应用投影屏幕以来,已经采取了很多措施来确保医学生能更多地参与医学和手术,同时也确保他们的参与得以规范化。正当的外围参与提倡初学者融入行医团队的整个过程,最终获得能力和专业知识的提升。一开始时,学习者的参与是外围的——学习者先参与一些小而简单的任务,这些任务虽小却很有意义。学习者可以逐渐地承担更重要的任务和担负更多的责任,直到最终成为实践的核心和行医团队中的一员。

注释

[1] Copyrighted work available under Creative Commons Attribution only licence CC BY 2.0, see http://creativecommons.org/licenses/by/2.0/.

[2] Schein M. Aphorisms and Quotations for the Surgeon. Shrewsbury, UK: TFM Publishing Ltd; 2003, Chapter 28, pp.68-74.

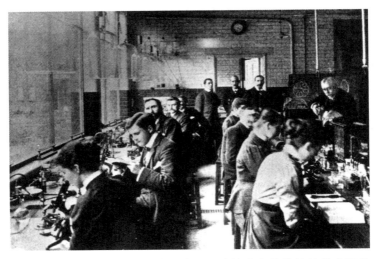

图 92　阿尔伯特港海员医院（海员医院协会）的伦敦热带病医学院实验室。来源：皇家热带病医学和卫生学会（收藏于惠康图书馆[1]）

92 阿尔伯特港海员医院（海员医院协会）的伦敦热带病医学院实验室

英国伦敦热带病医学院最初位于阿尔伯特港医院（海员医院协会）。人们把热带疾病带进了英国，因此没有比在英国研究和讲授热带疾病更合适的地方了吧？虽然医学实验科学专业有时被视为灰姑娘专业，但却被伦敦热带病医学院所推崇。

只是在上个学期，我们才安排了一个从来没有进过实验室的男子到我们的一所重点公立学校来担任高年级的科学课老师，这是为何？他来是想做私人音乐教练的，我相信他现在干得很好。

——伊芙琳·沃[2]

英国伦敦热带病医学院（海员医院协会）由帕特里克·曼森爵士创立。他觉得有必要成立一个机构，为那些在英联邦工作时患上热带疾病的人提供治疗。现在这所学校位于英国伦敦高尔街，已经成为科研和教育重地，该校现在被称为伦敦卫生和热带病医学院。

这张图片显示了实验室是一个做科学实验和学习的地方。科学家们正眯着眼睛看显微镜，阅读文献，与同事讨论病例。令人惊讶的是他们都没有穿白色工作服。

注释

[1] Copyrighted work available under Creative Commons Attribution only licence CC BY 4.0, http://creativecommons.org/licenses/by/4.0/.
[2] Waugh E. Decline and Fall. Chapman and Hall. 1928.

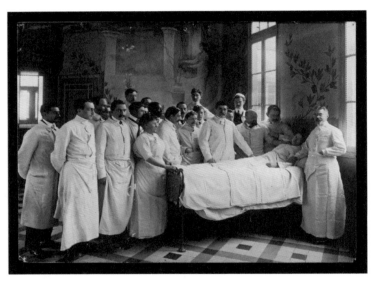

图 93　围在女患者床边的医务人员。在医院的病房里，一群医务人员围着一名躺在病床上的女患者。病房墙上绘着植物及寓言故事。照片。摄影师：西伯格·弗雷尔。发表时间：1910 年。印刷地：法国 (收藏于惠康图书馆[1])

93 围在女患者床边的医务人员

从奥斯勒时期开始,查房就一直是医学学习的一种方式。但是,患者对查房是什么感觉呢? 显然,照片中的患者似乎并不舒服,而且露出担忧的神情。墙上画的植物和寓言故事也让人感觉不太舒服。这个情景让人想起托马斯·伯恩哈德对于查房的评论:"他们每天都在我的床前出现,像一堵白墙,一个个漫不经心"[2]。照片中的白墙由20多个人组成。

不过,自这张照片之后,教学查房已经做了很多改进来改善患者的体验。首先,老师必须征求患者的同意,才能让医学生进行观摩学习。患者必须是自愿同意,而如果他们不愿意参与教学,他们有权利拒绝。第二,一些地区开展了与临床查房分离的教学查房。这样,高级临床医生就可以专注于教学,因为患者的临床治疗已经提前进行了处理。第三,部分患者也可以自己进行医疗教学。这些患者对他们所患疾病的症状体征非常清楚,经过培训后,他们可以成为理想的面对面的指导教师。

注释

[1] Copyrighted work available under Creative Commons Attribution only licence CC BY 2.0, see http://creativecommons.org/licenses/by/2.0/.
[2] Berhard T. Breath-a decision. In: Berhard T (ed.), Gathering Evidence. Translated by McLintock, D. Klew York: Alfred Knopf;1978/1985, pp.240-241.

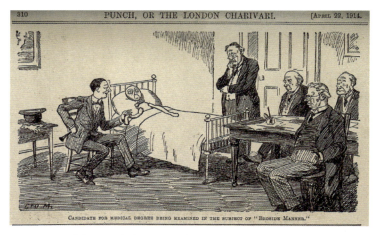

图 94 一群资深医生在检查一个医学生的临床态度。木刻画,出自莫罗,出版于英国伦敦,1914 年(收藏于惠康图书馆[1])

94 一群资深医生在检查一个医学生的临床态度

当前这一代讲授沟通技巧的教师所面临的一个难题,是我们中的许多人自己都没有接受过正规的沟通技巧教育。

——莫琳·凯莉[2]

图片中一群资深医生正在对这名学生的床旁诊疗态度进行考核。沟通能力的教学和评估是医学教育工作者的一项重要职责,但这群考官沟通技巧的好坏也值得考察。一位考官看起来半睡半醒,一位看着桌子,另一位把手塞进口袋,只有一位在真正观察着,眉毛长而浓密,鼻梁上架着一副半月形眼镜。但患者正向远方凝视,眼中充满恐惧和服从,貌似他在这次评估中的作用无足轻重。

在现代医学教育中,我们愿意相信我们做得比以前好多了,但仍需继续努力。甚至在 21 世纪,患者很多时候在医生的评估考核中仅仅充当边缘角色,有时所谓的作用不过是表面文章。找到一种更好的考核方式是确保患者在课程设置及评估方面都有实质性参与的关键。对于大多数机构来说,还需要做一些工作来实现这一目标。

注释

[1] Copyrighted work available under Creative Commons Attribution only licence CC BY 2.0, see http://creativecommons.org/licenses/by/2.0/.
[2] Kelly M. A practical guide for teachers of communication skills: a summary of current approaches to teaching and assessing communication skills. Educ Prim Care 2007;18:1-10.

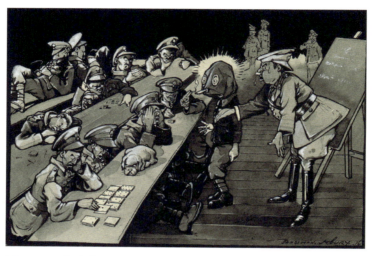

图 95　军官的毒气防护课。一名军官在兴味索然的课堂上讲授毒气的影响，一个学生被要求戴着防毒面具，而另一个学生则居心叵测地想将它点燃。钢笔画，伯里绘制，1916 年（收藏于惠康图书馆[1]）

95 军官的毒气防护课

很少有医学教育的形式如图中这堂课一样受到媒体的负面报道,这张图片似乎也展示了最糟糕的课堂形式。这堂课很无聊,还有一个不怀好意的学生。与此同时,其余的人打哈欠的打哈欠,睡觉的睡觉,打牌的打牌,连前排的狗都睡着了。

现代大群体教学更具吸引力,而且教师与学生之间存在持续的互动。然而,从图片中所显示的教学形式发展到目前课堂的形式却花费了不少的时间。

毫无疑问,这样糟糕的教育事例激起了弗吉尼亚·伍尔夫对讲课的批判:为什么讲课?为什么要听讲座?印刷术发明出来已经有好几个世纪了,讲课者为什么一定要讲出来?难道不能把要讲的内容印出来吗?……为什么要继续这种过时的习惯?这不仅浪费时间,让人容易发脾气,还会激起人类最恶劣的情绪——虚荣、炫耀、自我夸大和渴望改变,为什么鼓励原本是普通男女的长者把自己变成圣人和预言家?为什么不废除这些圣人和先知呢?[2]

注释

[1] Copyrighted work available under Creative Commons Attribution only licence CC BY 4.0, http://creativecommons.org/licenses/by/4.0/.

[2] Woolf V. Why? In: The Death of the Moth. London, UK: Hogarth Press;1942.

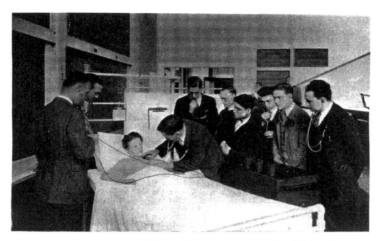

图96　集体听诊的床旁示范。图片来源：《无线电测心跳》《无线电的新用途》《医院和健康评论》。出版日期：1924 年，新增丛书第 3 卷，第 272 页 (收藏于惠康图书馆[11])

96 集体听诊的床旁示教

这是20世纪初期另一例技术推动教育的案例,但这次这个特别的仪器并没有经受住时间的考验。这一新仪器或者说所有新技术的出现让我们反思的是:是技术发展推动了教育,还是教育促进了技术的发展。新技术肯定是诱人的,它总是诱惑着人们进行额外的投资去开发最新的高科技和高精确的仪器[2]。也许应该多考虑这种投资的成本和价值,通过确保更好地使用及保证机构的技术投资与课程的一致性来提高其价值。

然而只有下面马夏尔里所描绘的场景不再成为问题,集体听诊的优势才能体现出来。

"好吧,西玛库,你来了,但你居然带来100名医学生。也就意味着100只冷冰冰的手要在我身上戳来戳去。我打电话给你的时候,确实没有发烧,但是,西玛库,此刻我真的发烧了"[3]。

注释

[1] Copyrighted work available under Creative Commons Attribution only licence CC BY 2.0, see http://creativecommons.org/licenses.

[2] Ker J, Hogg G, Maran N. Cost-effective simulation. In: Walsh K (ed.), Cost Effectiveness in Medical Education. 2010, pp.61-71, Radcliffe, Abingdon.

[3] http: //www. Bookdrum.com/books/tom-jones/183034/bookmark/ 193014. htmlb (accessed 10 March 2014).

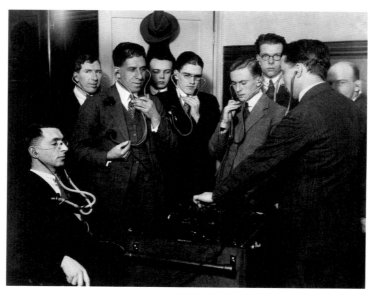

图97　医生或医学生们用多管听诊器听诊自己的心音。照片，1920年，出版者：《中央新闻》(收藏于惠康图书馆[11])

97 医生或医学生们用多管听诊器听诊自己的心音

这是又一例技术推进教育的案例。由于缺乏高分辨率的心脏成像技术，因此应通过听诊这项需要反复练习的重要技能来诊断疾病。再次强调，在医学中教育与技术进步之间的平衡是值得认真思考的。这是任何一项新技术用于医学教育中时首先要考虑的，医学教育中的"网络化学习"就是其中最新的范例[2]。根据桑达斯的说法：如果采用的教学方法是专注于教育，并承认技术的作用是加强学习，而不是试图为新技术找到其在教育中的用途，那么网络化学习的潜力就会得到充分发挥[3]。

这张照片显示的是专注——虽然学习者看向不同的方向，但都在专心地倾听。看看20世纪早期的医学生是如何穿着的，这也是一件有趣的事情。这个只有男性构成的学习小组成员都身着西服和带领衬衣，系着领带。这种制服虽不是在临床诊疗中穿的，但是这可能会增强医生作为有学问的绅士的形象。如今，感染控制小组认为不系领带，手臂肘部以下裸露才是安全的。然而有些人则抱怨说：现在的医生看上去穿得太不正式了。不管怎样，他们可能看起来更平易近人，这种穿着也算是与时俱进吧。

注释

[1] Copyrighted work available under Creative Commons Attribution only licence CC BY 2.0, see http://creativecommons.org/licenses/by/2.0/.
[2] Walsh K.Online educational tools to improve the knowledge of primary care professionals in infectious diseases. Educ Health 2008;21(1):64 .
[3] Sandars J. What is e-learning? In: J Sandars (ed.), E-Learning for GP Educators. Oxon, UK: Radcliffe Publishing;2006,pp.1-5.

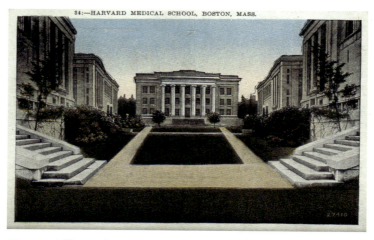

图 98　哈佛医学院明信片，照片，1928 年（收藏于惠康图书馆[1]）

98 哈佛医学院

　　哈佛医学院是美国历史最为悠久的医学院之一，它由约翰·沃伦、本杰明·沃特豪斯和亚伦·德克斯特于1782年创立，其著名校友包括老奥利弗·温德尔·福尔摩斯、哈维·库欣和阿图尔·加旺德等。哈佛一直鼓励学生及教职人员秉承自由探索的精神，加旺德便是21世纪这一精神的领军人物。他曾经写文章探讨了关于医学和外科学的缺陷，外科手术操作，以及医疗计划与组织的重要性等问题。

　　在加旺德的《并发症》一书中，其中一章被其命名为"一把刀的教育"。该章清晰地洞察到外科医生成长过程中的思想变化，生动地描述了学医者们的焦虑、恐惧、疑惑，这些情绪逐渐都被之后的才干和自信（却从不自大）所取代。在医学教育中外科医生的情感变化往往被忽视了。

　　根据拉里·沃尔的说法，哪怕对校园里的微生物，哈佛也鼓励他们要具有崇尚自由和探究的精神："'哈佛定律'是这样解释的：在设定的光、温度、湿度和营养条件下，有机体可以为所欲为"[2]。

　　照片展示的哈佛医学院在朗伍德大街上显得壮丽辉煌。在蔚蓝天空的映衬下，这座"巨大的白色四角形"建筑是不是蕴含着医学和医学教育的神圣感？或者说这一切又过于夸张了？

注释

[1] Copyrighted work available under Creative Commons Attribution only licence CC BY 2.0, see http://creativecommons.org/licenses/by/2.

[2] http://www.searchquotes.com/quotation/The_Harvard_Law_states:_Under_controlled_conditions_of_ligHt,_temperature,_humidity,_and_nutrition,_/241772/(accessed 10 March 2014).

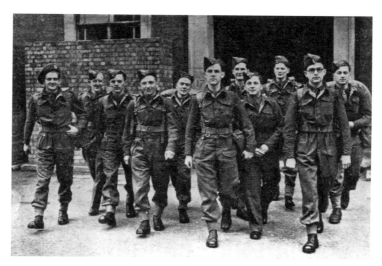

图 99 在盟军解放的贝尔森集中营工作的威斯敏斯特医院的医学生们。摄影：1945 年。图片出自：《艾伦·珀西瓦尔少校的文集：参与贝尔森集中营救助的工作人员的照片……包括囚犯的及治疗的照片》。收藏：档案和手稿。图书馆参考编号：RAMC 1801/1/6（收藏于惠康图书馆，皇家陆军医疗队（RAMC）档案集，惠康图片[1]）

99 在盟军解放的贝尔森集中营工作的威斯敏斯特医院的医学生们

贝尔森集中营在1945年被盟军解放，不久之后来自英国的医学生们来到那里工作，帮助成千上万的生病挨饿的囚犯。他们在帮助犯人时刚开始经常会出错，常给囚犯配餐太多太快——这导致了"再喂养综合征"——许多人由于他们的善意死于生化电解质紊乱。不过这些陆军医学生们从他们所犯的错误中吸取了教训，并迅速掌握了如何给予这些营养不良的患者恰当的治疗，并将经验在盟军中流传开来。

但这些新军医从他们的经历中希望学到的不仅仅是生物化学。许多年以后，波莉·汤因比写道："每个行业的本质都是为自己设定一个完美的品质，并尽可能把这一完美品质强加给新入职的人员，而大多时候人类自身的局限性让他们达不到那么完美的状态"[2]。无论如何，在这张图片中，医学生们肯定是在努力着，不想辜负这一完美的品质。他们的脸上带着我们期望在任何医学生脸上都能看到的表情——坚决、关爱和目标明确，有些甚至面带微笑。

注释

[1] Copyrighted work available under Creative Commons Attribution only licence CC BY 4.0, http://creativecommons.org/licenses/by/4.0.

[2] Toynbee P. Between aspiration and reality. BMJ 2002;325:718.

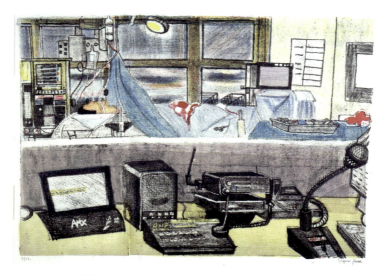

图100 英国伦敦切尔西－威斯敏斯特医院训练麻醉专业学生的鹰模拟器。用石板印刷术印制的蚀刻版画，由维吉尼亚·鲍威尔创作，2000年(收藏于惠康图书馆[1])

100 英国伦敦切尔西-威斯敏斯特医院训练麻醉专业学生的鹰模拟器

这是一个在英国伦敦切尔西-威斯敏斯特医院用于训练麻醉专业学生的鹰模拟器。模拟在医学教育中具有许多自身的优势：它使学习者能够对临床技能和沟通技巧进行实践并整合这些技能，使他们能够随时进行实践和练习并不断重复，同时也使他们能够在跨学科团队中进行练习。伊恩·库兰说："模拟的巨大好处是，它将学习曲线中最陡峭最危险的部分远离患者"[2]。模拟还使学生能够在对自己和患者都安全的环境下练习技能。

这也许是本书中最具现代性的一幅图片，然而它已经开始"显老"了。或许是简约的未来主义风格，也或许是过去15年来仿真技术和工艺的变革速度，使它看起来有些过时了。人们很容易忘记，移动技术在21世纪初还处于初级阶段。这对未来预示着什么呢？唯一可以确定的是，变革的步伐还将在未来一段时间持续下去。

注释

[1] Copyrighted work available under Creative Commons Attribution only licence CC BY 2.0, see http://creativecommons.org/licenses/by/2.0/.
[2] Reynolds T, Kong ML. Shifting the learning curve. BMJ 2010;34l:c6260.